健康ライブラリー イラスト版

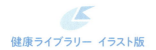

# ADHDがわかる本

## 正しく理解するための入門書

お茶の水女子大学名誉教授
榊原洋一 監修

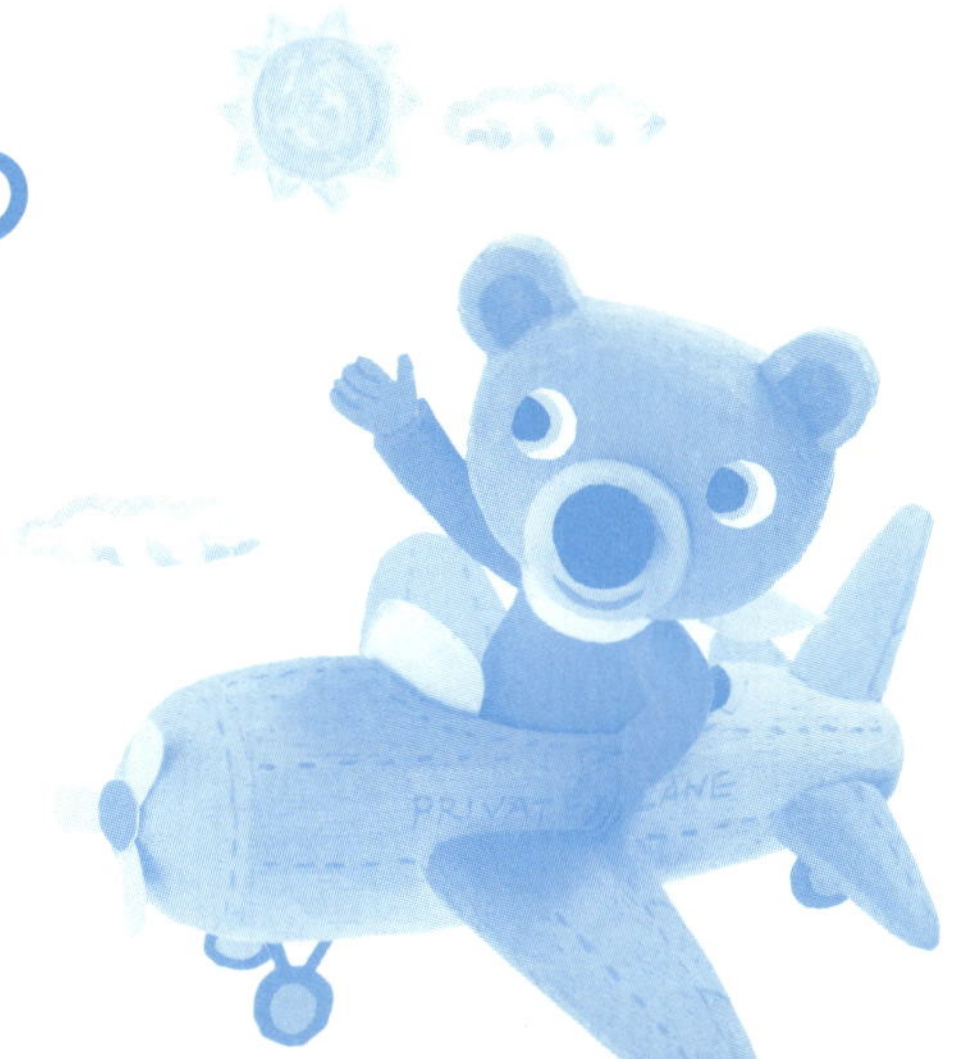




講談社

# まえがき

私がＡＤＨＤの一般読者向けの本をはじめて書いて以来、約三〇年の年月が経ちました。

ＡＤＨＤあるいは発達障害という診断名に、戸惑う人が多かった当時と比べ、現在は大部分の人がそうした診断名を知るようになっています。多くの皆さんに、小児期に〝普通に〟見られるＡＤＨＤをはじめとする発達障害に関する知識が広まったことを嬉しく思います。

ところが、発達障害あるいはＡＤＨＤという診断名がインターネットなどで広く見られるようになって、やや正確さに欠ける記載や、明らかに誤った情報も同時に拡散されてしまうという新たな懸念が生じてきています。

この三〇年の間に、診断基準が少し変わったり、治療に使える薬の種類が増えたりするなど、診療の内容も変化してきています。

また三〇年前には、成人になると症状はほぼ軽快すると言われていましたが、現在では成人期においても、とくに不注意などの症状が残存することもわかってきました。

ＡＤＨＤの治療は薬によるものが主流ですが、家庭や学校での行動療法にもとづく対応（ペアレンティング）の有効性も明らかになってきました。

そして何よりも「発達障害」というカテゴリー（総称）に含まれるＡＤＨＤは、適切な治療や教育的配慮があれば、ほぼ全員が通常学級でやっていけることも明らかになっています。事実、私が現在みている約二〇〇人のＡＤＨＤの子どもたちは、そのほとんどが通常学級に通っています。

本書は、こうしたＡＤＨＤの理解と診療の進歩に関する情報も、限られたページを有効に使って、わかりやすく紹介するよう心掛けました。

ＡＤＨＤについてはじめてこのような本を読まれる方だけでなく、こうした成書をすでに読んでおられる方にも、最新のエビデンスにもとづいた本書の内容はきっと皆様のお役に立つものと信じています。

お茶の水女子大学名誉教授
榊原 洋一

# ADHDがわかる本
## 正しく理解するための入門書

もくじ



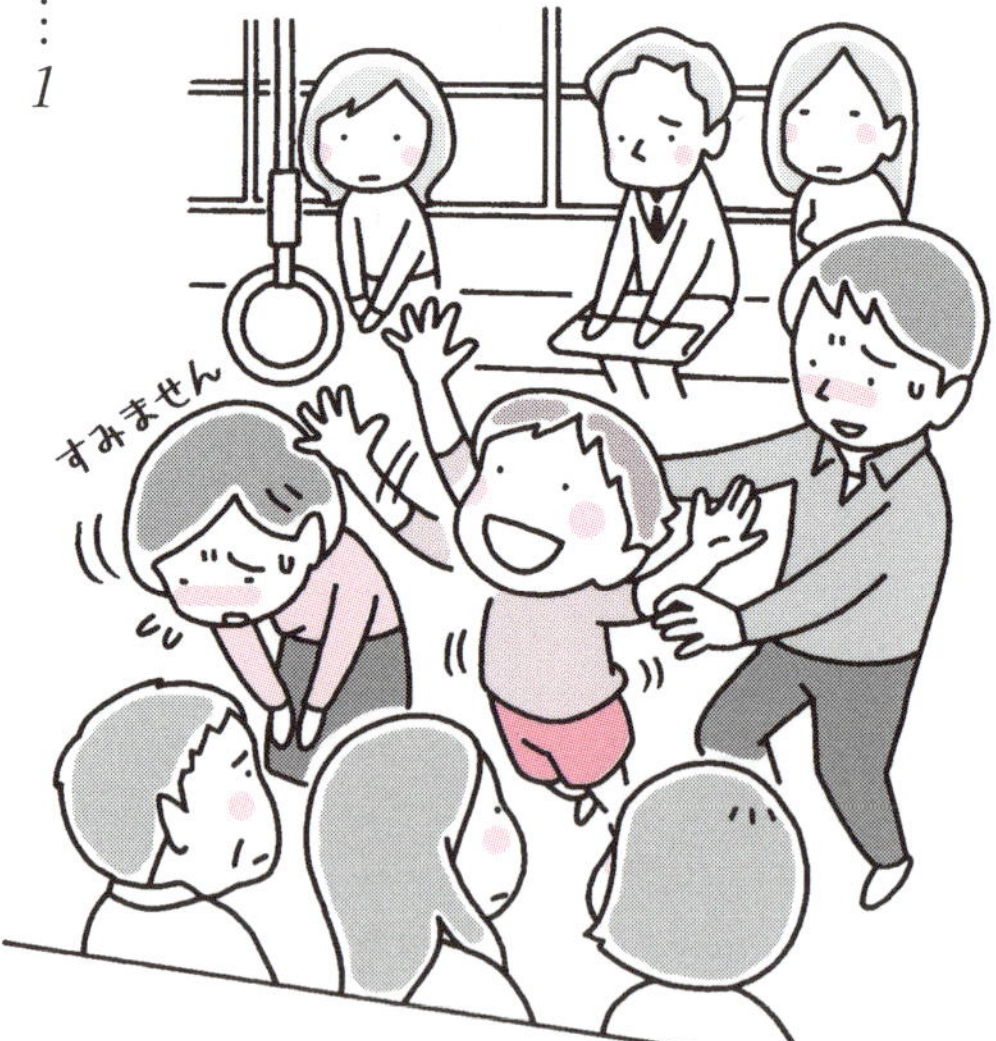


## 1 「ADHD」ってどんなもの?

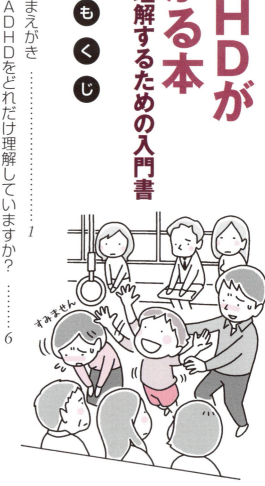

# 2 どこに、だれに相談する？……29

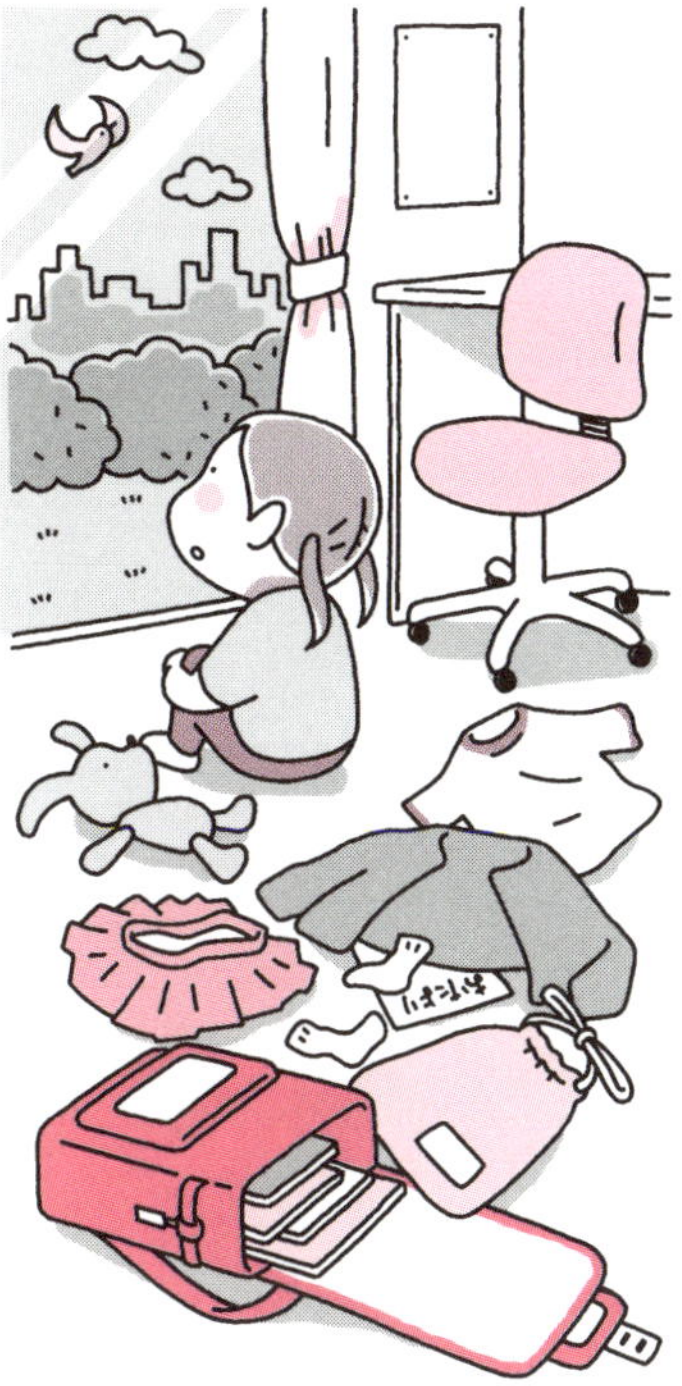



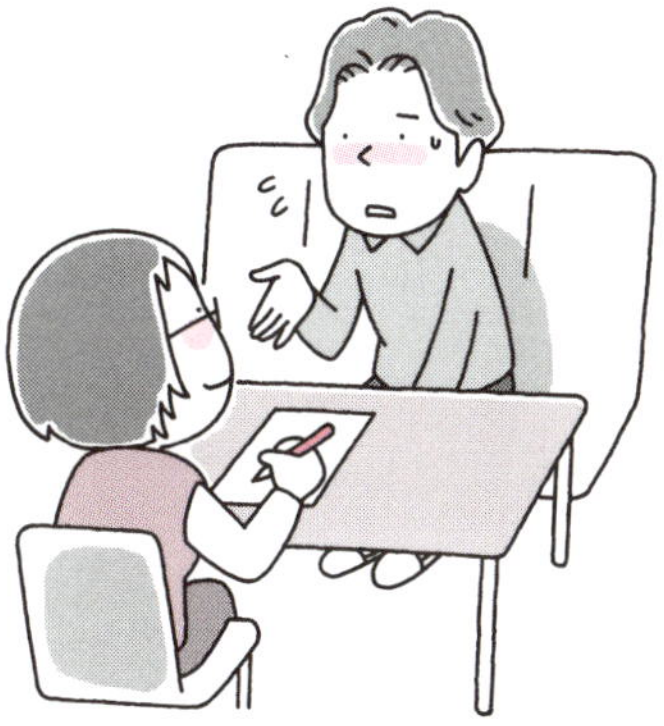

## 3 専門医のかかり方と治療法 …… 43



## 4 家庭でできるペアレンティング …… 61



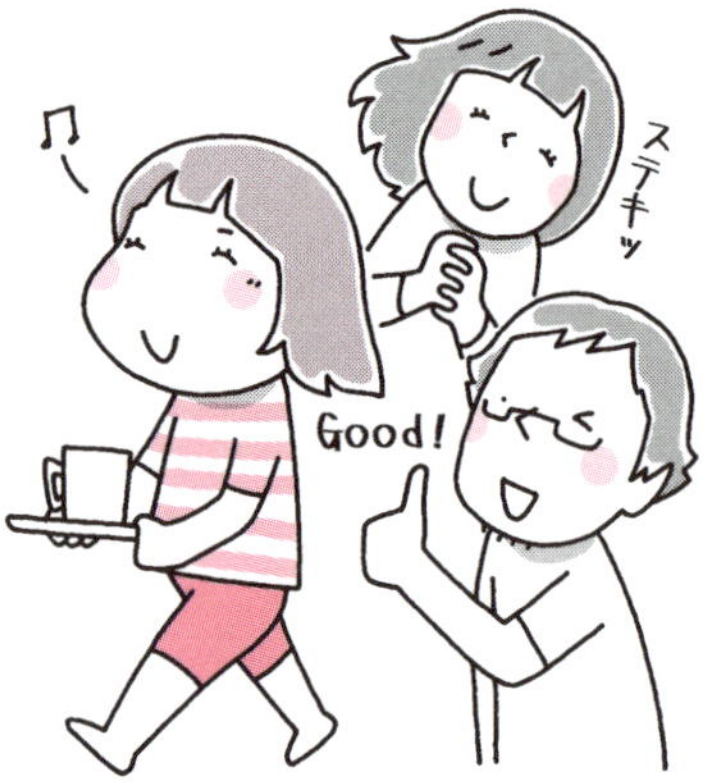

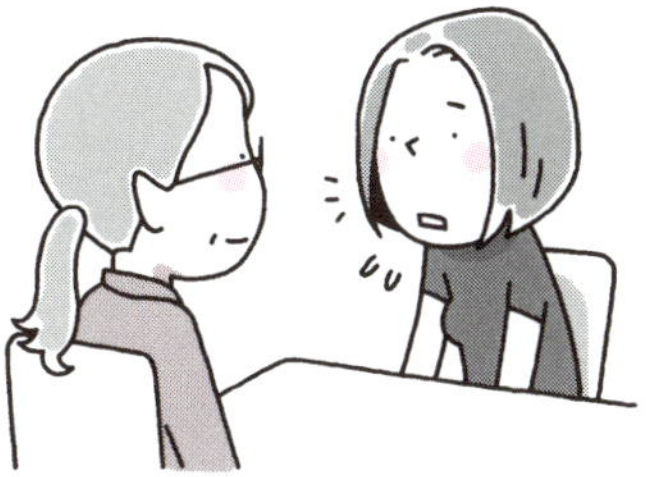

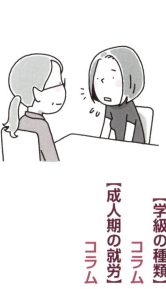

# ADHDをどれだけ理解していますか？

ＡＤＨＤということばは知っていても、どんなものか正しく理解できていない人も多いものです。あなたの理解度をチェックしてみましょう。

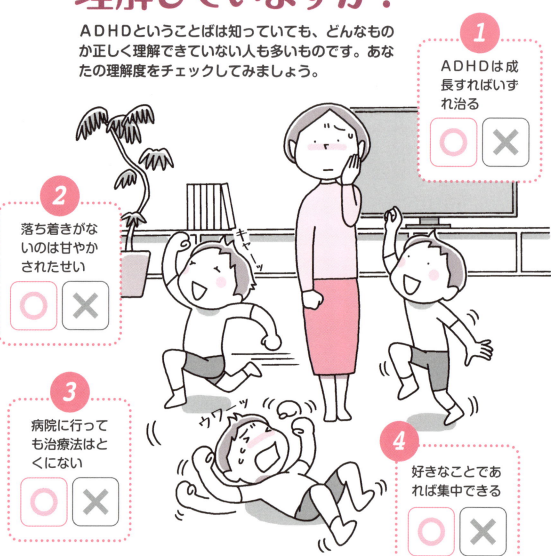

**1**

ＡＤＨＤは成長すればいずれ治る

○　×

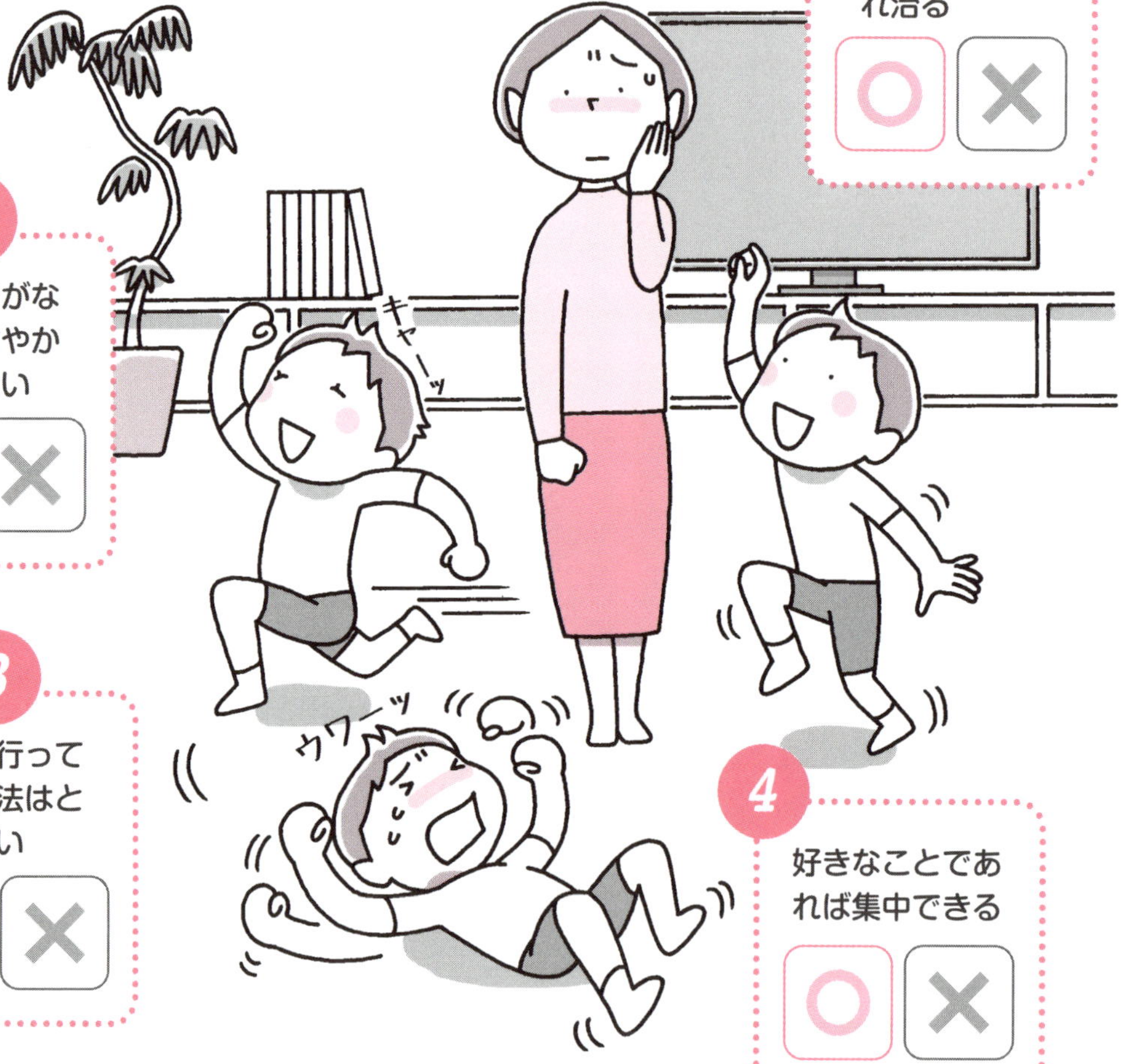


**2**

落ち着きがないのは甘やかされたせい

○　×

**3**

病院に行っても治療法はとくにない

○　×

**4**

好きなことであれば集中できる

○　×

5
大人にもADHDの人はいる
○ ×

6
原因は「しつけ」の問題である
○ ×

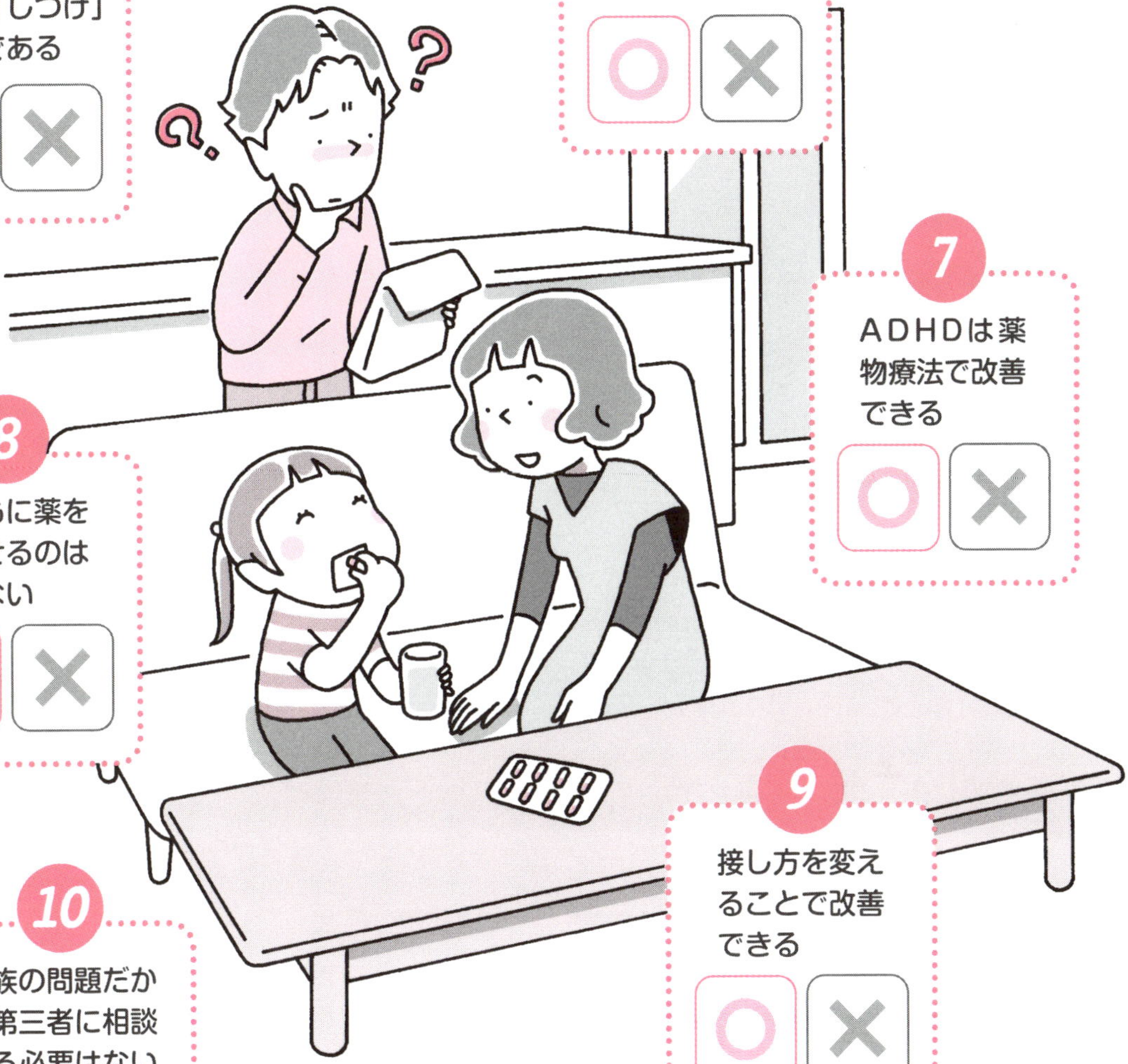

7
ADHDは薬物療法で改善できる
○ ×

8
子どもに薬をのませるのはよくない
○ ×

9
接し方を変えることで改善できる
○ ×

10
家族の問題だから第三者に相談する必要はない
○ ×

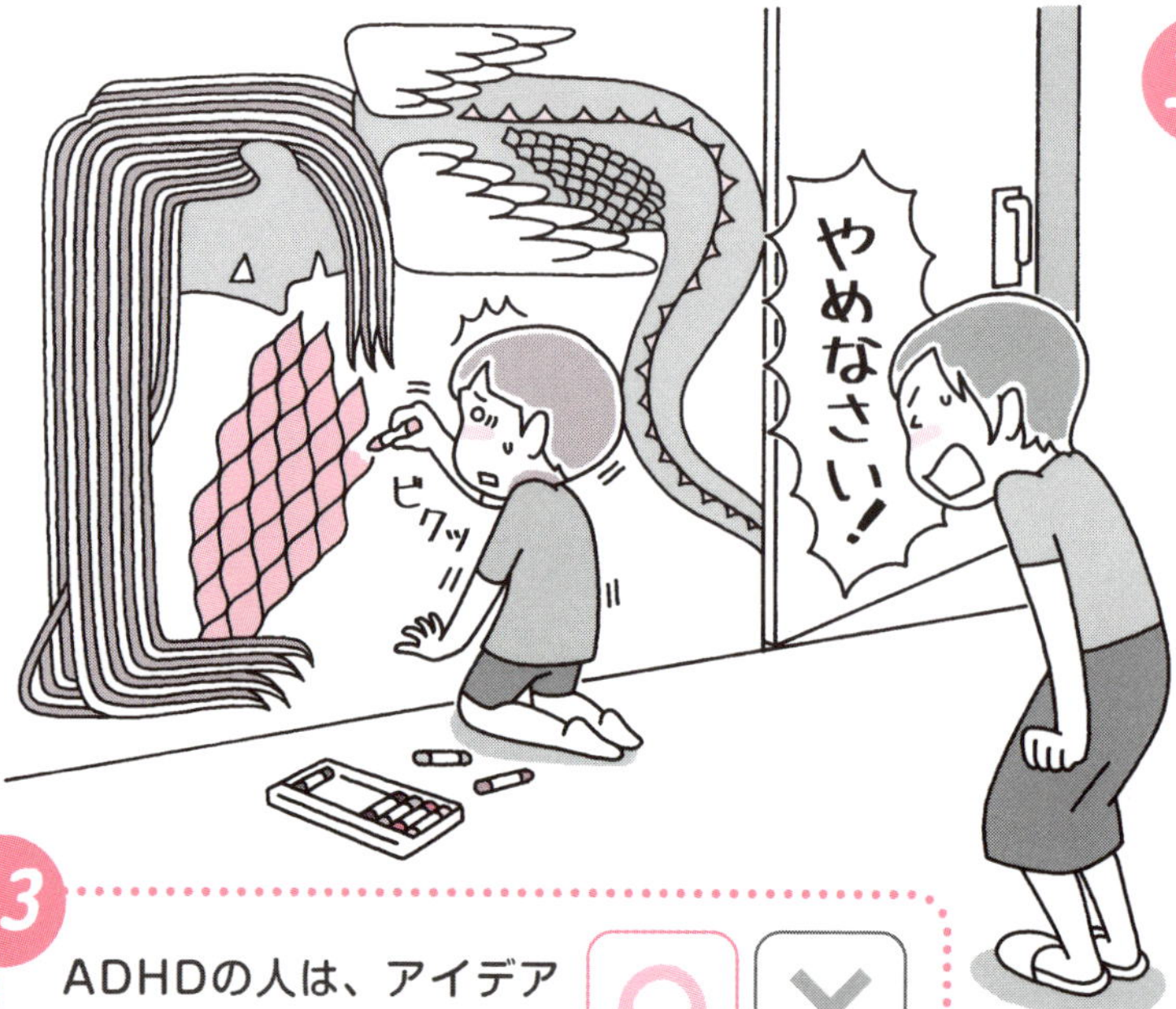


**11**
大声で厳しく叱るほうが伝わりやすい
○　×

**12**
仲よく遊べないのは性格の問題だ
○　×

**13**
ADHDの人は、アイデアや感性が豊かな人も多い
○　×

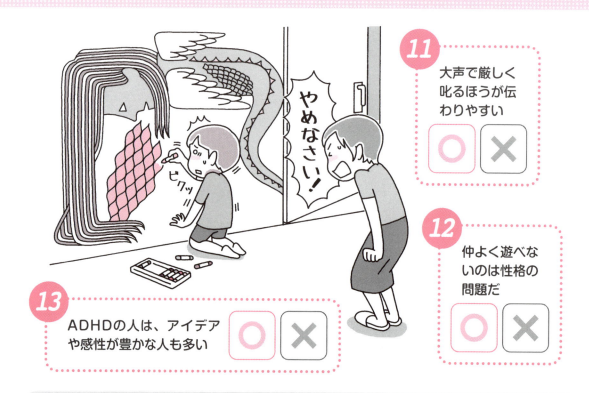

**1……×**　成長とともに多動性や衝動性は軽減されるが、不注意の特性は残りやすい。

**2……×**　落ち着きがないのは、「多動性」というＡＤＨＤの特性のひとつ。甘やかされたせいではない。

**3……×**　症状を抑える薬物療法があり、効果が高い。適切な行動を引き出す行動療法も有効。

**4……○**　ものごとに注意を向けるのが苦手だが、好きなことには集中できる。

**5……○**　子どものころから症状をもち続ける人もいれば、大人になって気づく人もいる。

**6……×**　ＡＤＨＤは脳機能の偏りが原因で発症する。生まれつきの特性なので、しつけとはまったく関係ない。

**7……○**　ＡＤＨＤの特性は薬で抑えることができる。約8割の人に効果がみられる。

**8……×**　医師の指示通りに服薬すれば安全性は高い。早期治療で二次障害を防ぐことができる。

**9……○**　接し方を変えることで、不適切な行動を減らし、適切な行動を増やすことができる。

**10……×**　家族だけでの対応は難しい。医療機関や教育機関、サポートグループなどで相談を。

**11……×**　大声で厳しく叱るのは逆効果。ほめることに重点を置き、適切な行動を引き出す。

**12……×**　脳機能の偏りにより感情のコントロールが難しく、良好な人間関係を築けないことがある。

**13……○**　独自の感性や独創的なアイデアをいかして、社会で活躍する人も多い。

# 1

# 「ADHD」ってどんなもの?

ADHDは、「怠け者」などと誤解されがちです。
生まれもった「特性」を理解されず、傷つくのは子どもです。
「もしかしたらADHDかも……」と感じることがあるなら、
まずは支える人が、正しく理解する必要があります。

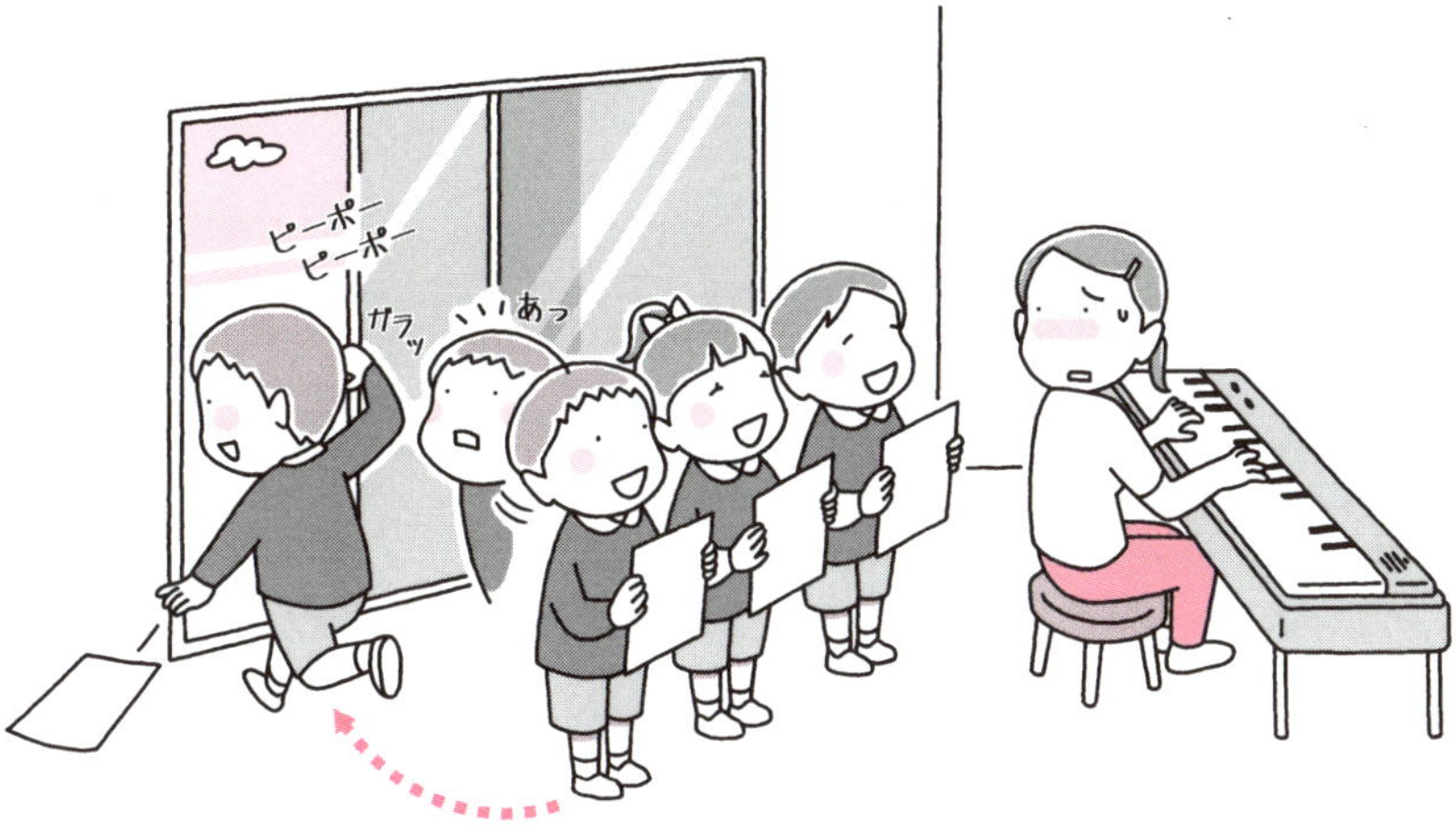

ストーリー

# 育てにくさはADHDだから？

1 小さなころからカンが強く、夜泣きに悩まされました。元気のいい子に成長してくれたのですが、元気がよすぎて、電車の中でも大声でしゃべったり、走り回ったりします。

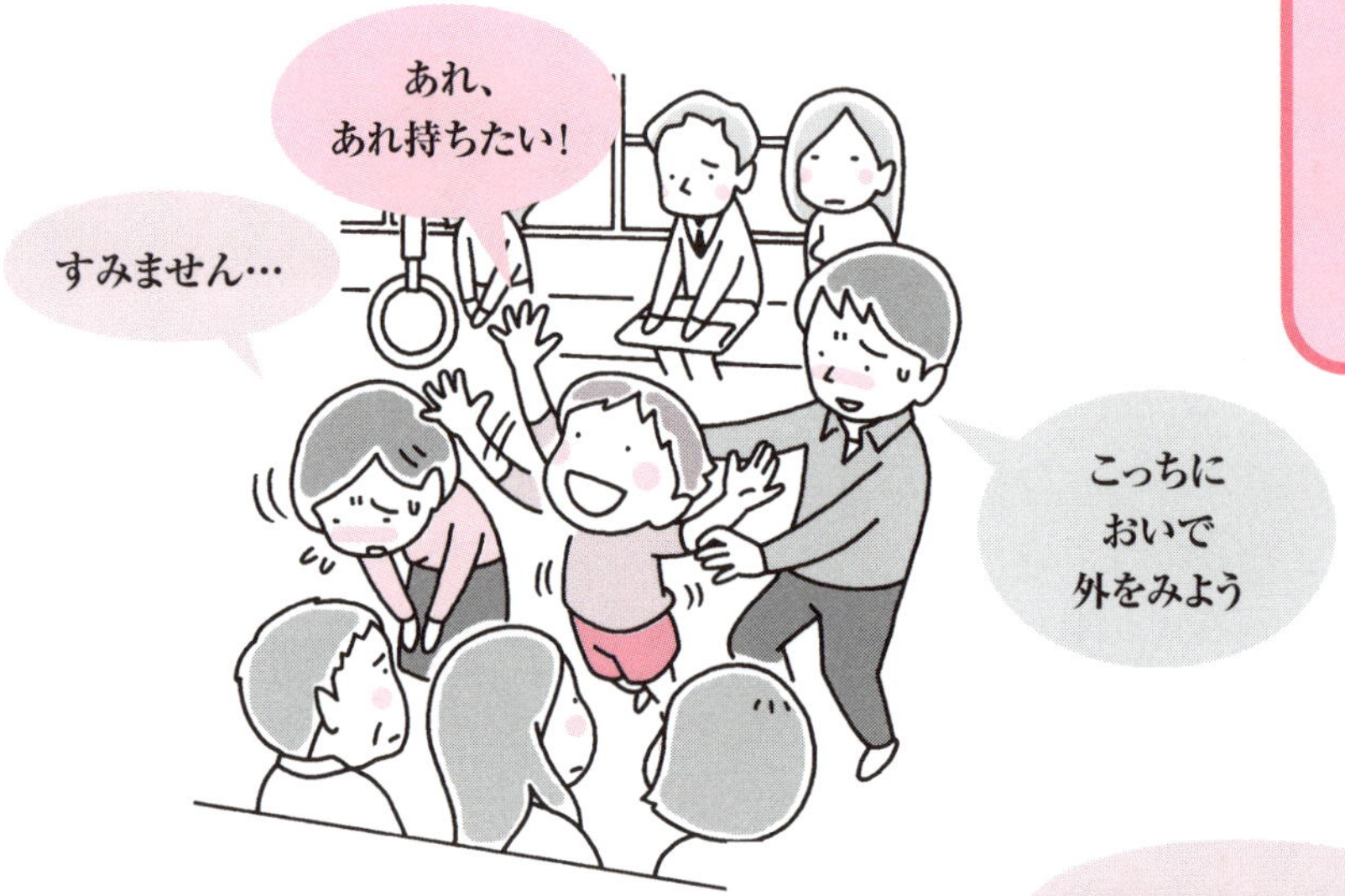
あれ、
あれ持ちたい！
すみません…
こっちに
おいで
外をみよう

2 小学校に入り、友だちとトラブルになることが多くなりました。いくら話して聞かせても、同じことのくり返しで、お友だちの家に謝りに行くこともしばしば。両親ともに疲弊していました。

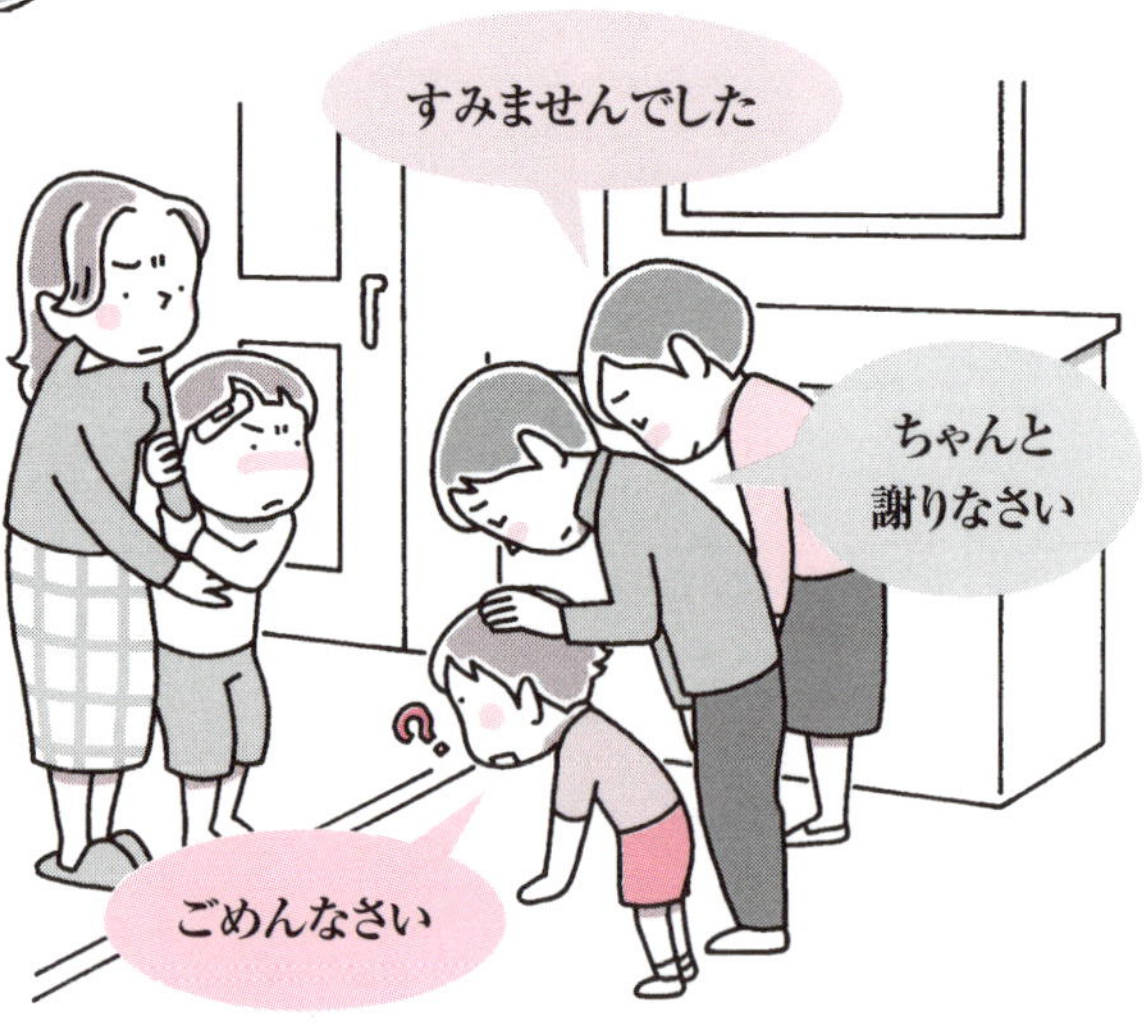
すみませんでした
ちゃんと
謝りなさい
ごめんなさい

**3** ADHDという発達障害があることを知って、本やネットで調べていくうちに、うちの子はADHDなのではないか、と思うようになりました。私たちの育て方が悪かったせいかもと思うと不安で……。

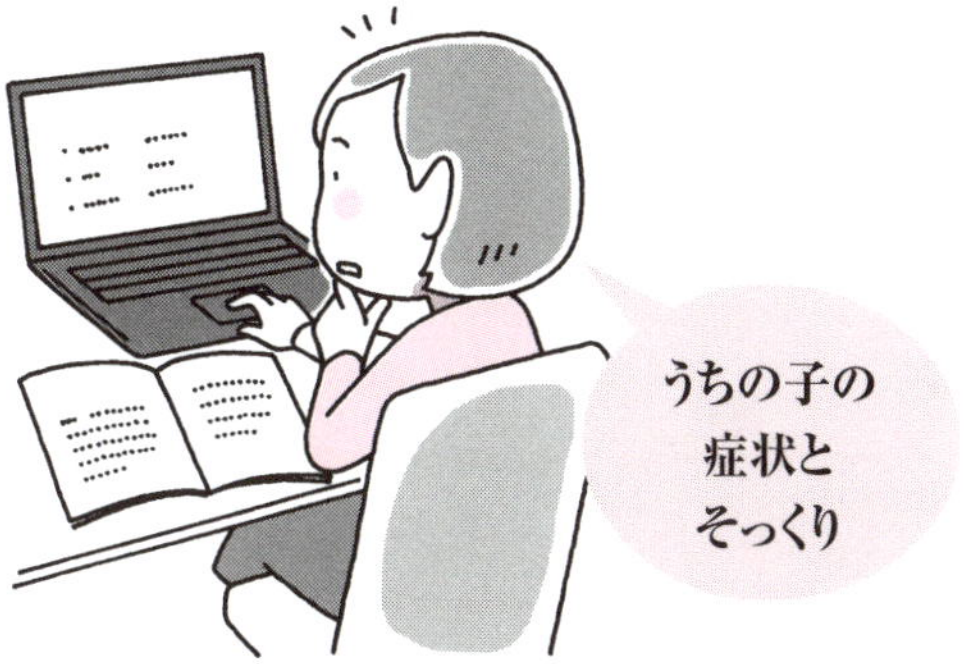
うちの子の
症状と
そっくり

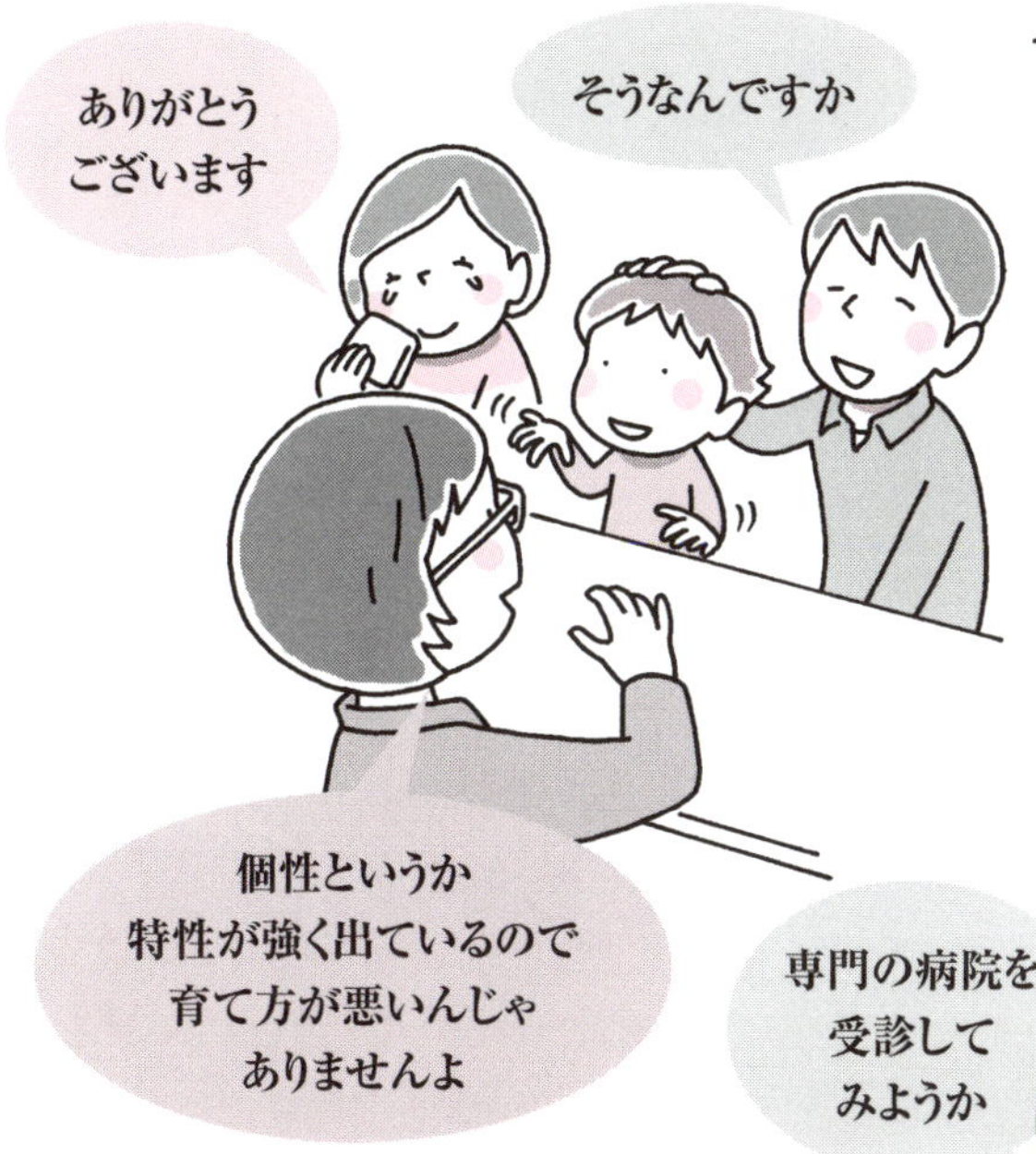
ありがとう
ございます
そうなんですか
個性というか
特性が強く出ているので
育て方が悪いんじゃ
ありませんよ

**4** 夫婦で話しあい、まず専門家（→P32）に相談することにしました。相談窓口の方は、私たちの悩みを根気よく聞いてくれ、子どもの発達障害は親の育て方のせいではないと、励ましてくれました。

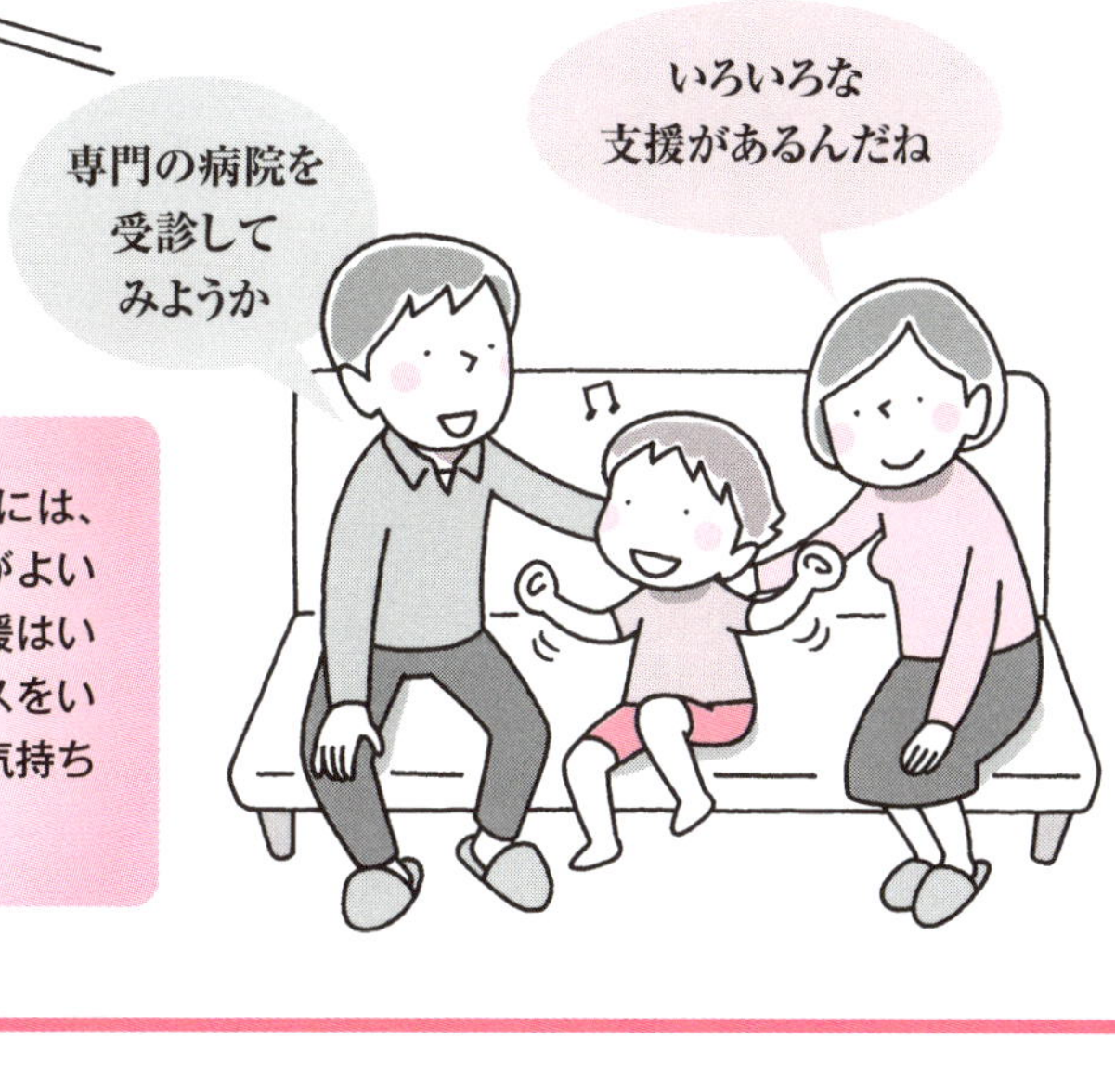
専門の病院を
受診して
みようか
いろいろな
支援があるんだね

**5** 困りごとを軽減するためには、専門医の診察を受けるのがよいのではないか、困りごとへの支援はいろいろある、といったアドバイスをいただき、不安でいっぱいだった気持ちが前向きに変わりました。

ADHDとは

# 生まれつきの特性をもつ発達障害の一つ

ＡＤＨＤは「注意欠如多動症」といい、発達障害の一つです。生まれながらにもつ行動や認知の特性によって、社会生活にさまざまな困難が生じることがあります。

ADHDの特性

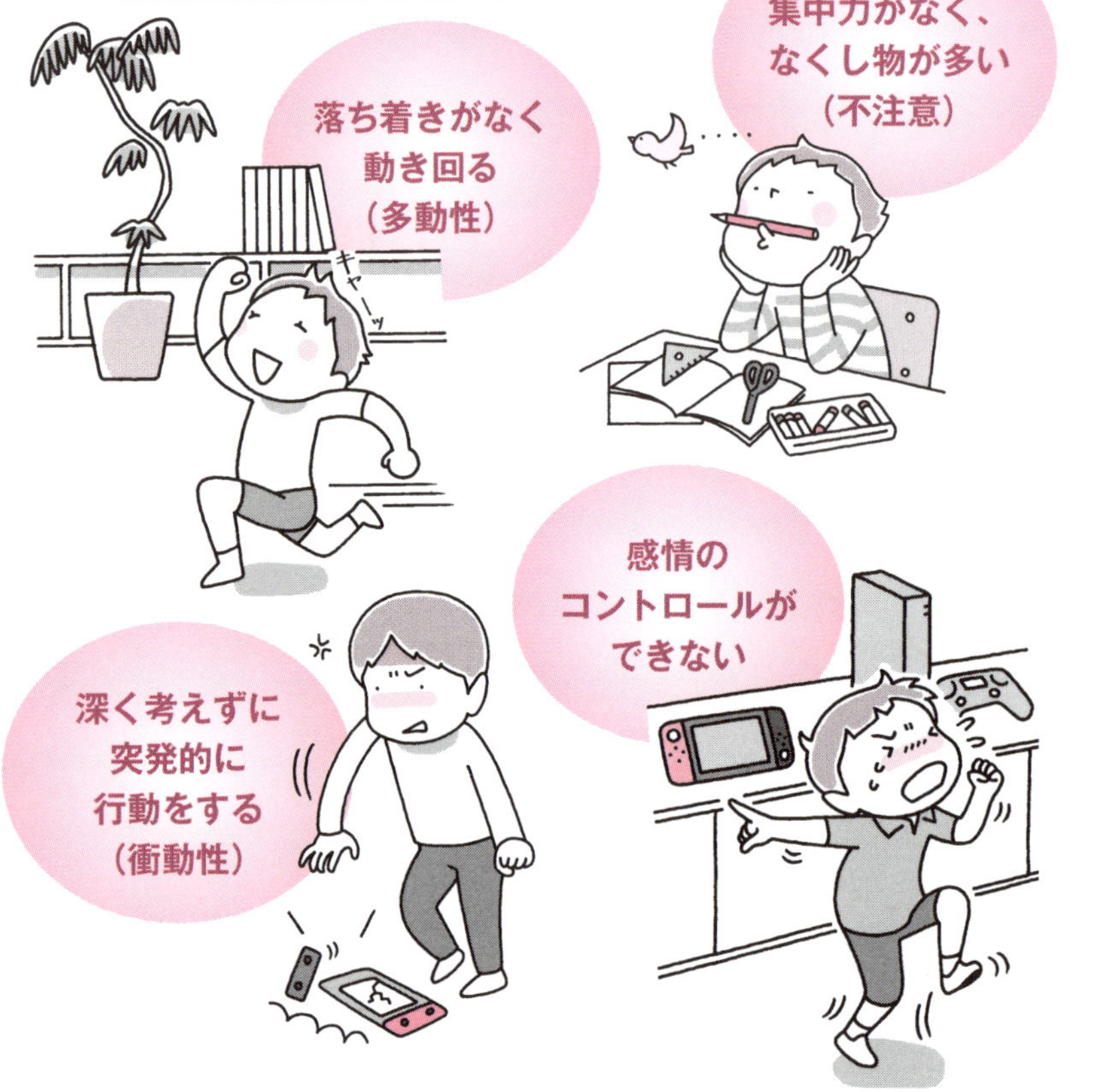

集中力がなく、
なくし物が多い
（不注意）
落ち着きがなく
動き回る
（多動性）
キャー…ッ
感情の
コントロールが
できない
深く考えずに
突発的に
行動をする
（衝動性）


## 特有の行動や認知によって生活に支障が生じている

人にはそれぞれ個性があり、ものごとのとらえ方や行動のしかたが違うものです。ただ、生まれもった認知や行動の特性によって、生活に大きな支障をきたしている人も少なくありません。発達過程で、一部の特性が顕著に現れるもの、その総称の一つが「発達障害」です。

発達障害のなかでももっとも多いのが「ＡＤＨＤ（注意欠如多動症）」で、「不注意」「多動性」「衝動性」の三つの特性があります。自身で特性をコントロールできず、さまざまな困難を抱えることが多いため、適切な診断とともに周囲のサポートが必要です。

## 発達障害の主な種類と特性

「発達障害」は診断名ではありません。子どもの発達過程で明らかになる特定の行動や認知の障害の総称です。主に次の3つの障害があります。

発達障害

| | |
|---|---|
| **ADHD**<br>（注意欠如多動症） | **特性** 発達障害のなかでもっとも多く、子どもの場合、男女比はおよそ2対1で男児に多い。特性としては、集中できない、または注意を向けることができない「不注意」、じっとしていられず、そわそわ動いてしまう「多動性」、よく考えず突発的に行動してしまう「衝動性」という3つがある。その現れ方によって、「多動・衝動優位型」「不注意優位型」「混合型」の3つのタイプに分けられる（→P22）。 |
| **ASD**<br>（自閉スペクトラム症） | **特性** 「対人的コミュニケーションの障害」と「特定のものや感覚、行為に対するこだわり」という特性がある。ことばの意味や表情、ジェスチャーを理解できず、良好な対人関係を築くのが難しい。知的障害やことばの遅れを伴うこともあれば、伴わないことも。従来の自閉症やアスペルガー症候群、広汎性《こうはんせい》発達障害もＡＳＤに含まれ、連続体（スペクトラム）とみなされている。 |
| **LD**<br>（学習障害） | **特性** 「聞く」「話す」「書く」「読む」「計算する」「推論する」といった基礎的能力のうち、特定の能力の習得が著しく困難な状態のこと。全般的な知的障害はなく、聴覚・視覚の問題もないが、「読むのに時間がかかる」「黒板の文字が理解できない」「数字の意味がわからない」「計算ができない」など、学習上のさまざまな困難を抱える。 |

### ◉発達障害の診断名について

日本精神神経学会は、「注意欠陥多動性障害→注意欠如多動症」、「自閉症スペクトラム障害→自閉スペクトラム症」、「学習障害→学習症」など、「障害」という表現を使わない診断名を提唱しています。しかし、腰痛症などと違い、症状ではない「学習」に「症」をつけるのは不自然です。患者さんの混乱を避けるためにも、本書では広く浸透している「学習障害」を使用しています。

# 二歳ごろから「多動」が頻繁にみられる

ＡＤＨＤは生まれつきの障害ですが、生後すぐに発見できるというものではありません。ただ、幼児期から、さまざまなサインがみられることがわかっています。

## 幼児期にみられる多動行動の推移

下のグラフは1万5468人の子どもを対象に、カナダでおこなわれた追跡調査です。2歳の時点で、多動行動の年齢変化のパターンは4つの群に分けられます。2歳の時点で多動行動が多く、成長とともにその傾向が強くなるグループは、ADHDの可能性が高いと考えられています。

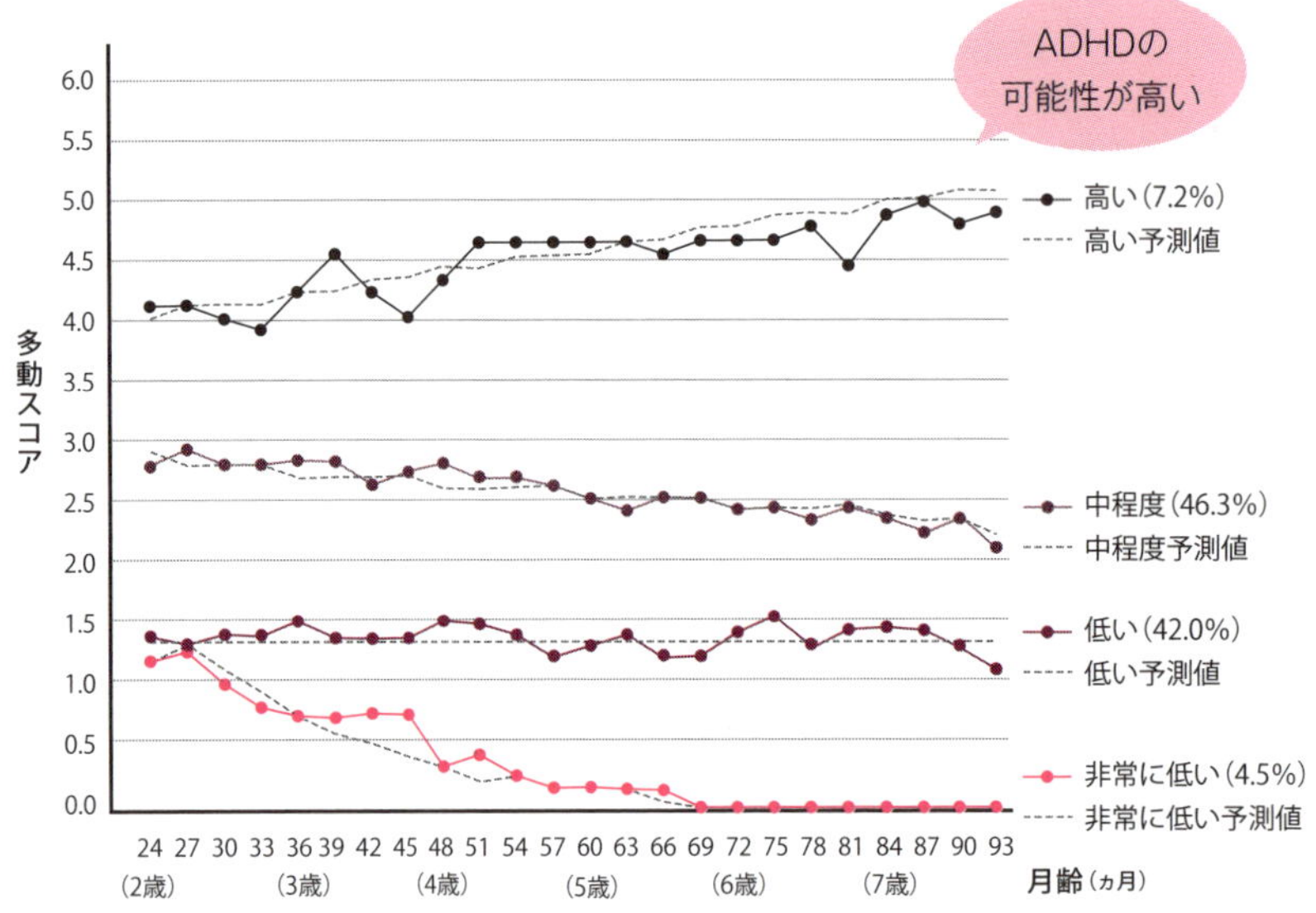


（Romano, E. et al. : Development and Prediction of hyperactive symptoms from 2 to 7 years in a population-based sample. Pediatrics117 : 2101-2110, 2006）

### 「ことばの遅れ」もサインの一つ

一般にＡＤＨＤの特性である多動性や衝動性に気づくのは、二～三歳ごろです。とくに保育園などで集団生活がはじまると、特性が顕著に現れるようになります。

また、「ことばの遅れ」も重要なサインの一つです。のちにＡＤＨＤと診断された子どもは、一歳半の時点で「欲しいものを示すときにことばや音声を発しない」「一〇語以上しゃべらない」「二語文をしゃべらない」などがあったと報告されています。

乳児期の「長時間泣きやまない」「カンが強い」などの傾向も、ＡＤＨＤのサインだと考えられています。

## 気持ちのコントロールができずに起こる「衝動性」

多動性や衝動性が頻繁に現れるようになると、ケガや事故も起こりやすくなります。

**走り回ったり、家具によじ登ったりする**

はたから見ると危険なことでも、やりたいと思ったら、即行動に移してしまう

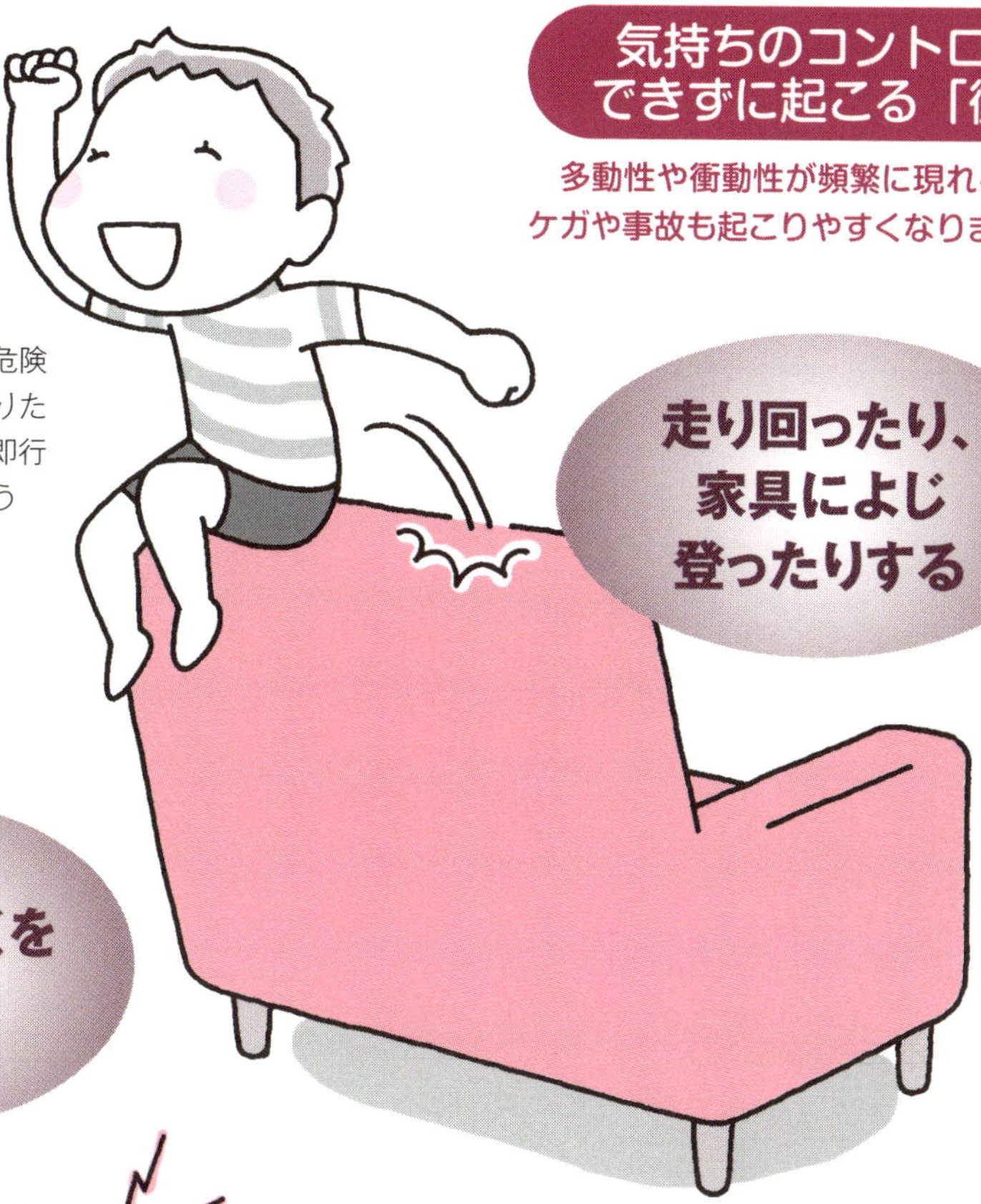

**かんしゃくを起こす**

自分の気持ちをコントロールすることができず、ところかまわずかんしゃくを起こす

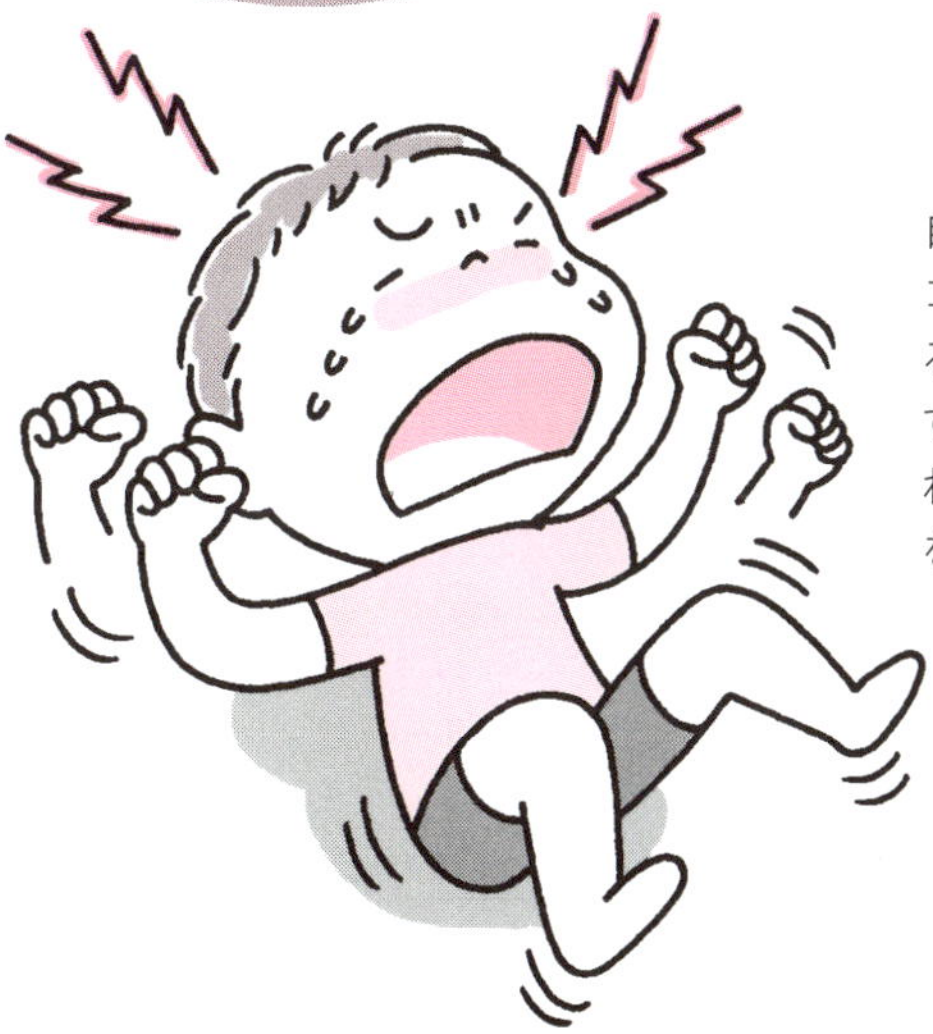

### その他のサイン

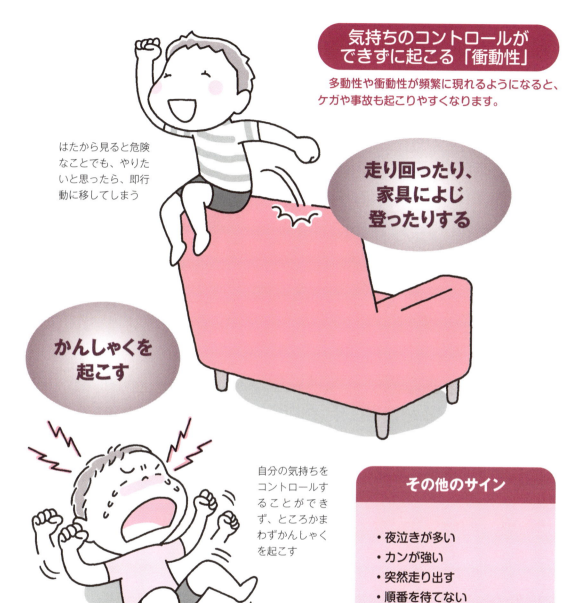

- 夜泣きが多い
- カンが強い
- 突然走り出す
- 順番を待てない
- おしゃべりが止まらない
- 集団行動ができない　など

学童期

# 多動とともに「もの忘れ」などが目立つ

規律ある集団活動が求められる学校では、ADHDの多動性や衝動性がより目立ちやすくなります。サインを放置せず、適切な対応や支援につなげることが重要です。

## 集団行動を求められる場面が増える

多動性・衝動性をもつADHDの子どもにとって、時間割やルールにそった集団行動には、多くの困難が伴います。

### 気が散って、座っていられない

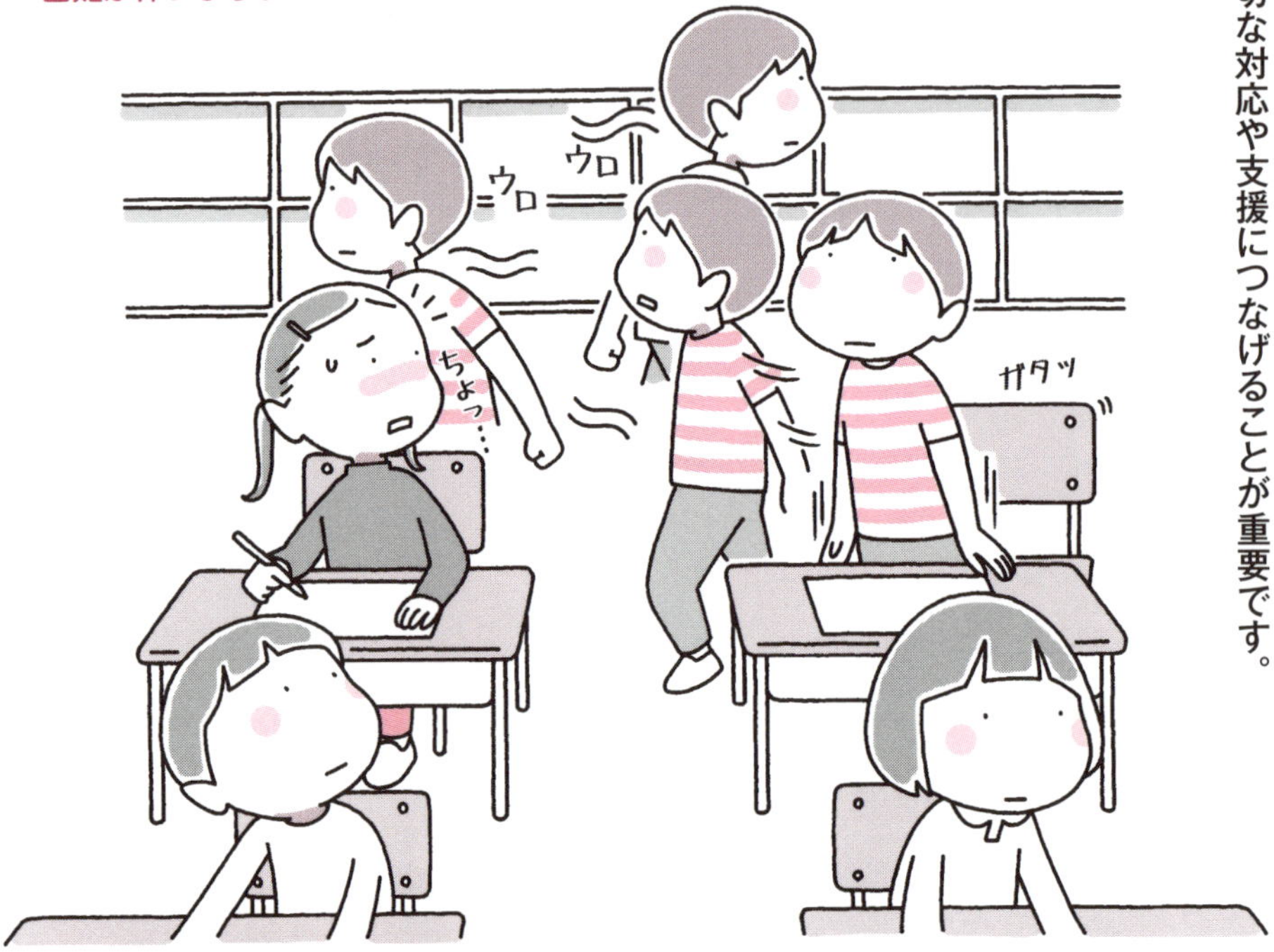


授業中、じっと座っていられない。席を立って、落ち着きなく歩き回ったりする

### その他のサイン

- 授業中、左右前後の子どもに頻繁に話しかける
- 順番を待つことができない
- がまんして待つことができない

## 忘れ物、宿題忘れなどが目立つようになる

**学校生活では準備すべき持ち物や宿題などが増えてきます。ADHDで不注意などの特性があると、自力で対応するのは難しくなります。**

### 持ち物や宿題を忘れる

見聞きした情報を記憶できず、すっかり忘れてしまう

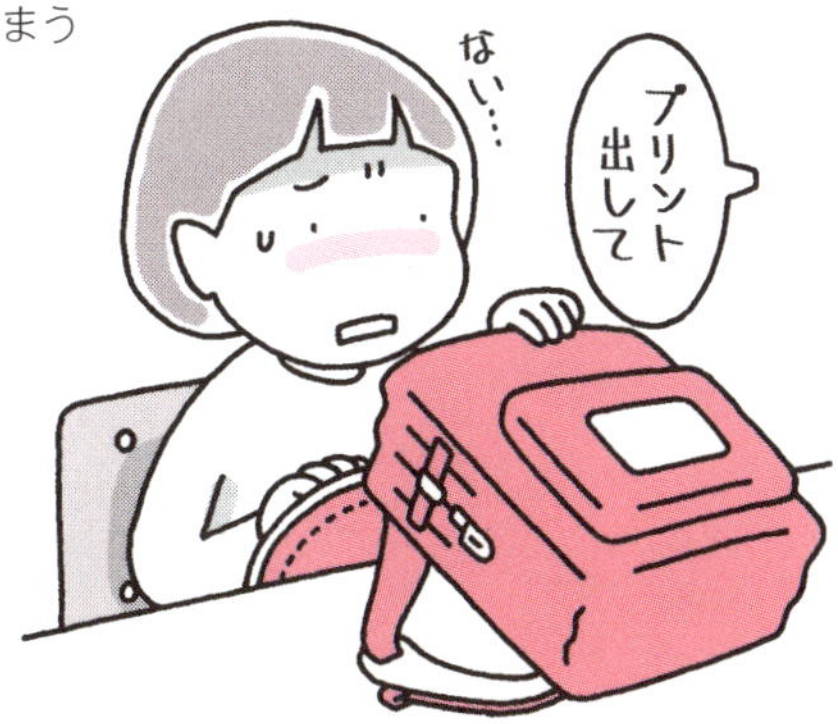


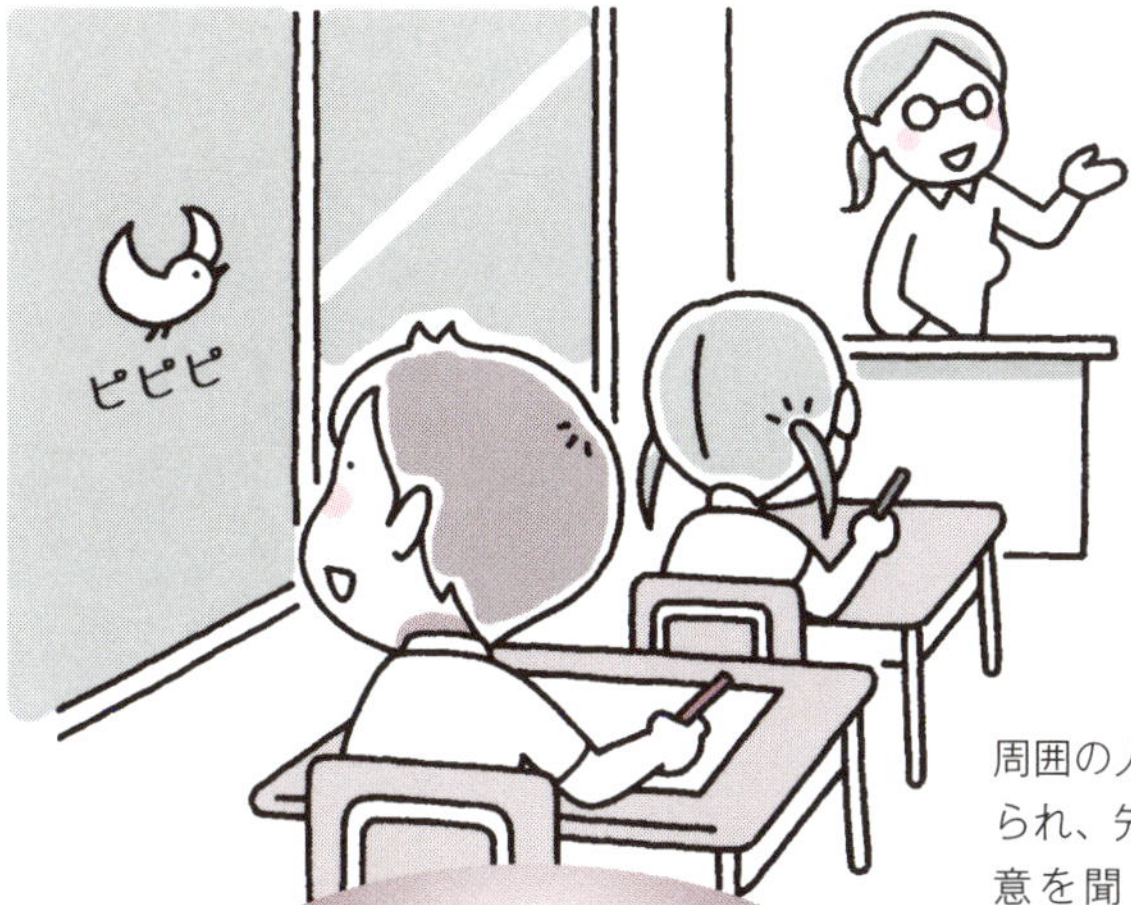


### 気が散りやすく、指示を聞き逃す

周囲の人や音に気をとられ、先生の指示や注意を聞き逃してしまう。また、長時間集中する、注意深く聞きとる、すぐに切り替えて行動する、といったことも難しい

### その他のサイン

- テスト中に居眠りをする
- 問題の最初だけ読んで解答する

## 感情がコントロールできずケンカになることも

小学校では、保育園や幼稚園以上に、時間割やルールにそった行動、目標達成に向けた集団活動が強く求められるようになります。

たとえば、チャイムが鳴ったら、それまでの活動は中断し、次の活動に移らなければなりません。しかし、ADHDの子どもは、このような切り替えが苦手です。

また、行動や感情のコントロールがうまくできないこともあります。そのため「歩きたい、しゃべりたい」と思ったら、即行動に移してしまいます。さらに、友だちとのやりとりのなかで衝動的になったり、ケンカになったり、逆にそうした言動からいじめの対象になったりすることもあります。

「ワーキングメモリー」の機能低下（→P28）による問題も増えてきます。見聞きした情報を一時的に保存する機能がうまく使えないので、忘れ物や宿題忘れなどが目立つようになります。

青年・成人期

# 「不注意」は大人になっても残りやすい

ＡＤＨＤの三つの特性のうち、多動性や衝動性は、年齢とともに次第に軽快することが多いものです。しかし、不注意は大人になっても残りやすく、仕事や生活上の困難を抱えています。

## ＡＤＨＤの特性別の経過

グラフは、ADHDの３つの特性が、症状の程度（①②③）によって、年齢とともにどのように変化するか、その軽快率を調べたものです。

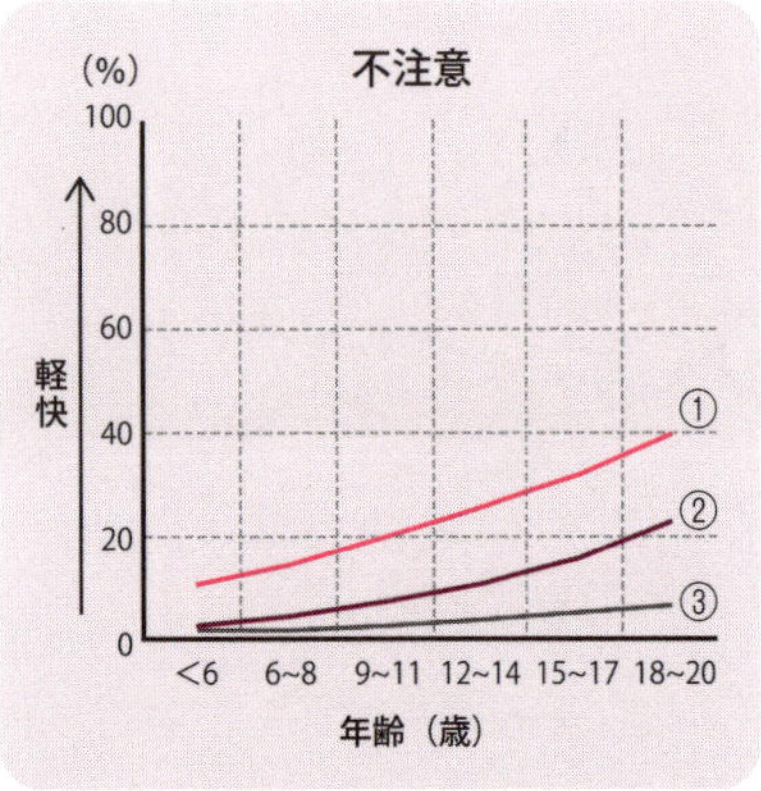


18～20歳になると、多動性・衝動性は、①②ではともに40～60%以上の人が軽快している。一方、不注意の軽快率は、20～40%と低いことがわかる。

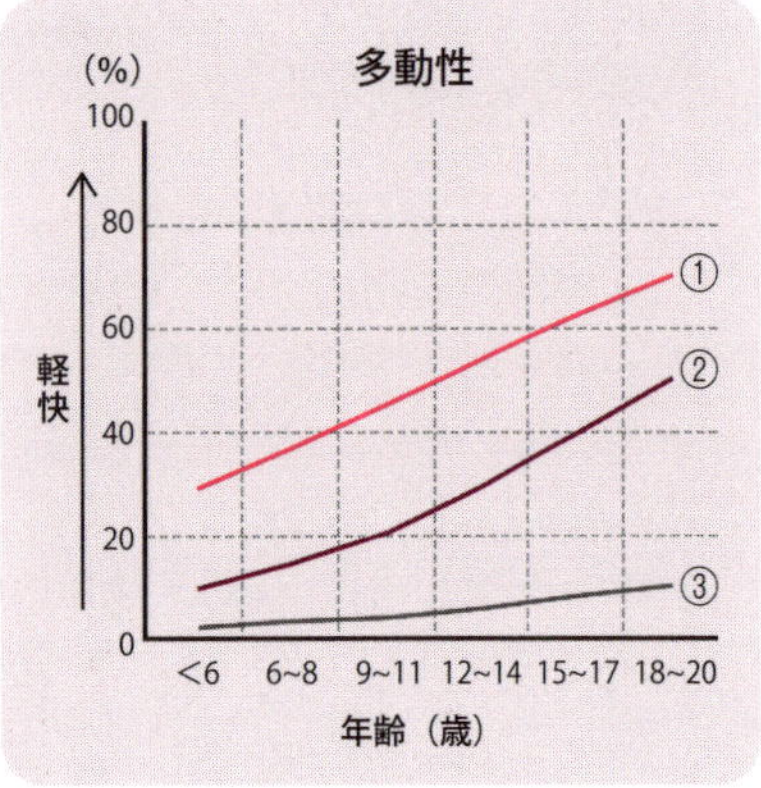


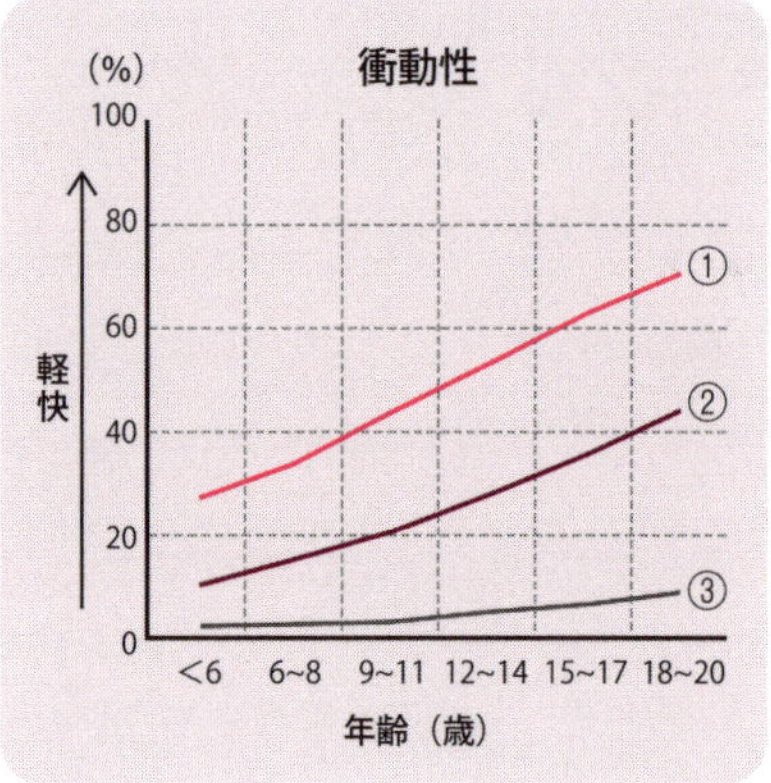


※DSM-Ⅲ-Rの診断基準と生活機能評価尺度によって①②③に区分。
①は、ADHDの診断基準に当てはまらず、症状の軽いグループ。
②は、DSM-Ⅲ-Rの14項目のうち５項目未満でADHDと診断されたグループ。
③は、ADHDと診断され、合併症などによる支障（機能障害）があるグループ。

(Biederman, J. et al. : Age-dependent decline of symptoms of attention deficit hyperactivity disorder : impact of remission definition and symptom type. Am J Psychiatry 157 : 816 - 818, 2000)

## 「多動性」「衝動性」は軽快するケースが多い

かつてADHDは子どもの障害と考えられていました。しかし、根本的な原因は脳機能の偏りであることがわかってきました。

こうした特性は、軽快することはあっても完全に治すことはできません。生涯にわたって、その特性が続いていくこともあります。

症状が軽度の場合では、大人になってはじめて気づくケースもあります。日本の調査では、大人のADHDの有病率は二・〇九％と報告されています。また男女比は一・六対一と、子どものころに比べて女性の比率が高くなります。

一般に大人のADHDでは、多動性や衝動性は目立たなくなることが多いようです。一方で、問題になりやすいのが不注意です。仕事を段取りよく進められない、書類をなくすといった症状が起こり、失敗続きで自尊感情がそこなわれると、うつなどの二次障害を招くこともあります（→P36）。

## 大人のADHD・簡易チェック

大人のADHDの診断でもDSM-5の診断基準（→P49）を用いますが、大人の状況にそぐわない部分もあるため、このような簡易チェックリストを同時に用いることがよくあります。

下記の27項目のうち、11項目以上あてはまる場合は、ADHDである可能性が高いと考えられます。

- □しばしばいったんはじめた作業を終わらせることができない
- □しばしば人の言うことを聞いていないようにみえる
- □すぐに気が散る
- □注意を持続する必要がある仕事に集中できない
- □気のりしない仕事を続けることができない
- □しばしば考えずに行動する
- □次から次へとやることを変える
- □仕事や作業を順序立ててできない。あるいは、スケジュールを立てないとうまくできない
- □秩序だった環境だとうまくいく
- □しばしば会話をさえぎって話し出す
- □団体行動をするときに自分の番が待てない
- □短気
- □いつも動き回っており、静かにしていると居眠りしてしまう
- □静かに座っていられない。あるいはいつもそわそわしている
- □座席に座ったままでいることが困難
- □睡眠中に動き回る
- □いつも何かをやっている
- □2つ以上のことを同時にやっている
- □拒絶やいじめ、批判あるいは挫折に敏感である
- □気分が急に変わる（しかし、理由なしではない）
- □すぐにかっとなるがすぐに冷める（悪意はない）
- □興奮したあとに、暗くなる
- □なぐさめたり、なぐさめられたりすることが困難
- □テレビ、ラジオや扇風機をかけながら作業をすると、落ち着いて集中できる
- □他人をよく批判する
- □独演傾向がある
- □こうしろと言われるより、質問されたときのほうがうまく反応できる

（Weiss, L. Attention Deficit Disorder in Adults, Taylor Publishing Company, Dallas.1997）

誤解

# わざとトラブルを起こしているわけではない

ＡＤＨＤの特性は、マイナスのイメージでみられがちですが、本人にはどうにもならないこともあります。周囲の人は、プラスの視点でおおらかに受け止めてあげてください。

## いちばん困っているのは本人

ＡＤＨＤでは、ほかの人が難なくできることができません。もっとも困っているのは本人なのです。

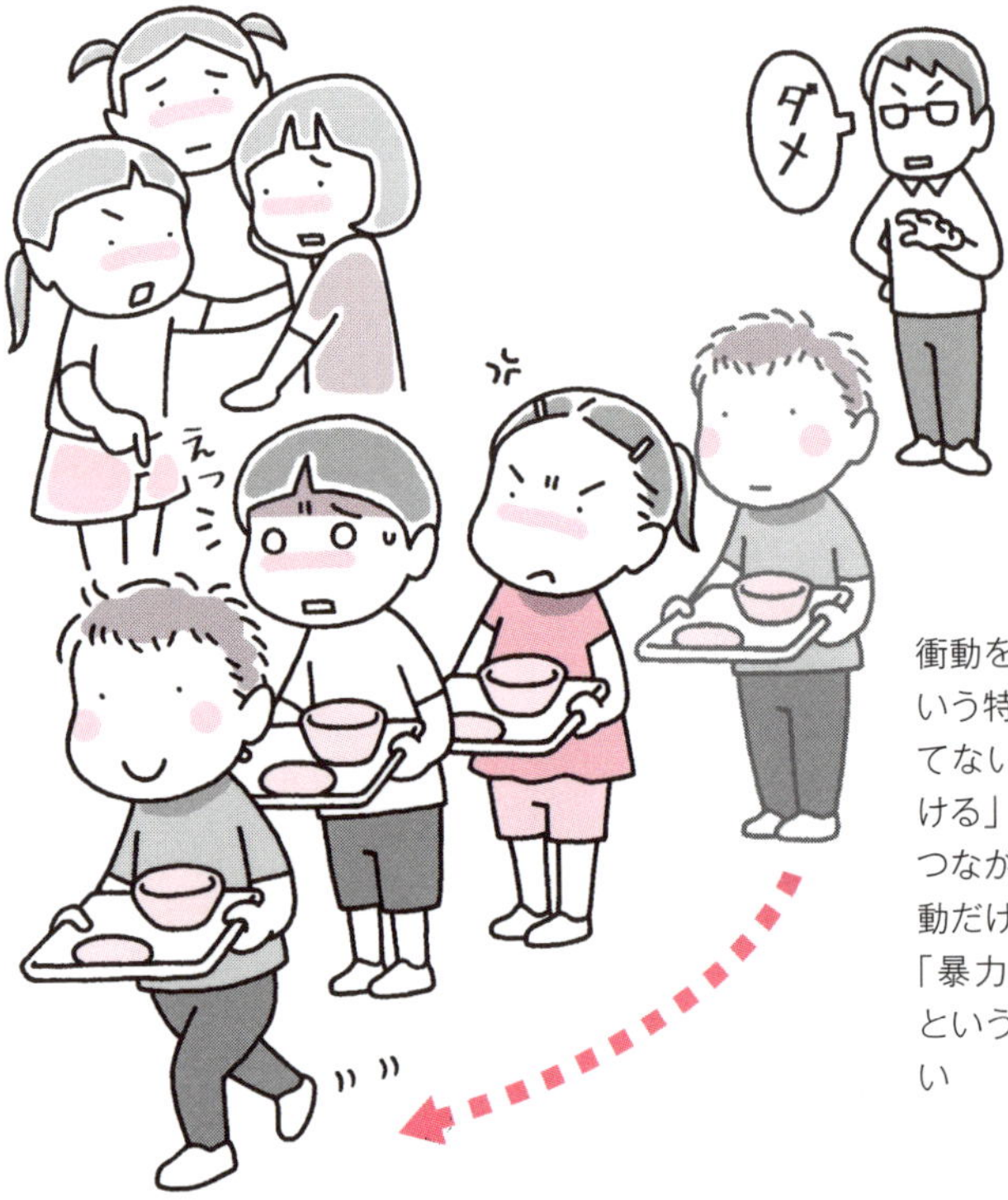


衝動を抑えられないという特性が「順番を待てない」「人を押しのける」といった行動につながる。こうした行動だけがとらえられて「暴力的で自分勝手」という誤解を招きやすい

### 「問題児」という偏見を持たれやすい

何度注意してもルールを守らない、すぐにケンカをする、忘れ物が多い……。こうした行動だけをみると、ＡＤＨＤの子どもは「問題児」ととらえられがちです。しかし、本人はわざとやっているわけではありません。原因は脳の機能の偏り。叱責やしつけで改善できるものでもないのです。

叱られ続けていると、「自分はダメだ」と思い込み、自尊感情が十分に育ちません。向上心や意欲がわきにくくなり、うつや行為障害などの二次障害（↓Ｐ36）を招くこともあります。周囲の人はＡＤＨＤを正しく理解し、適切にサポートすることが大切です。

## 成長ステージと受けやすい誤解

年齢や環境によって、受けやすい誤解も変化する。「だらしがない」「やる気がない」といった誤解は、大人になってもついて回ることが多い。

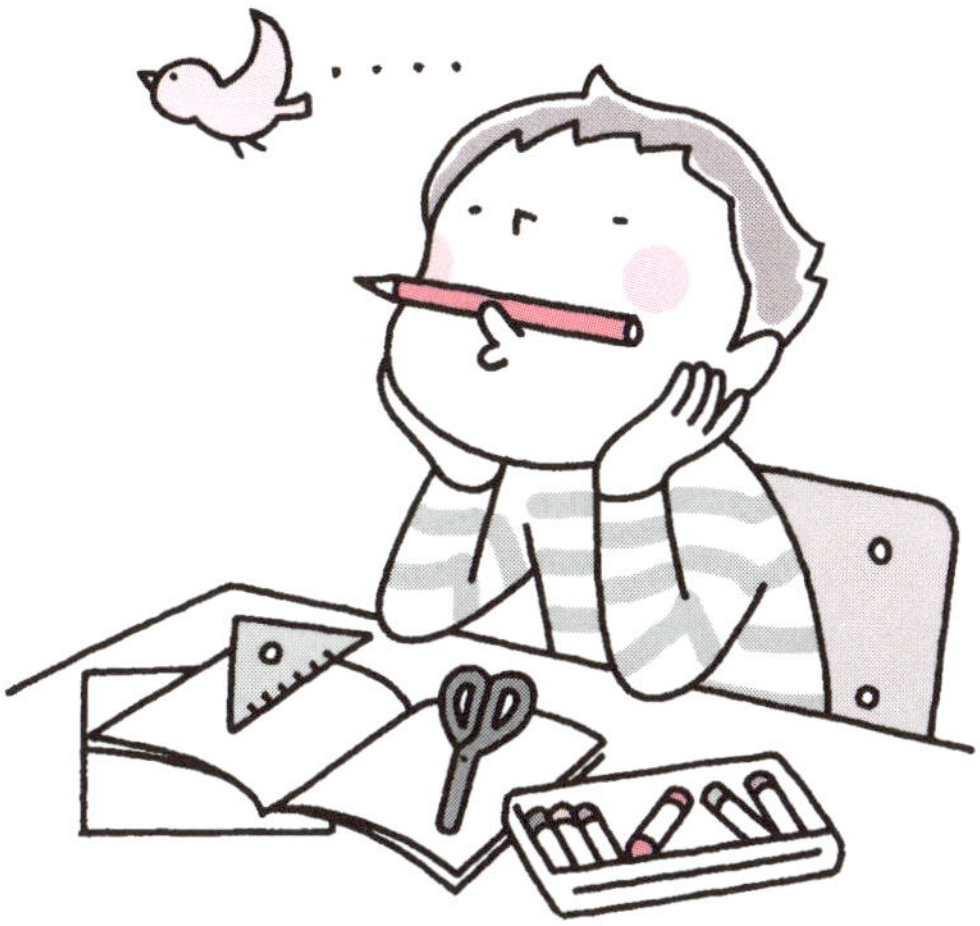

### 学童期

プリントを忘れる、集中が続かない ⋯⋯▶ **だらしがない、勉強ができない**

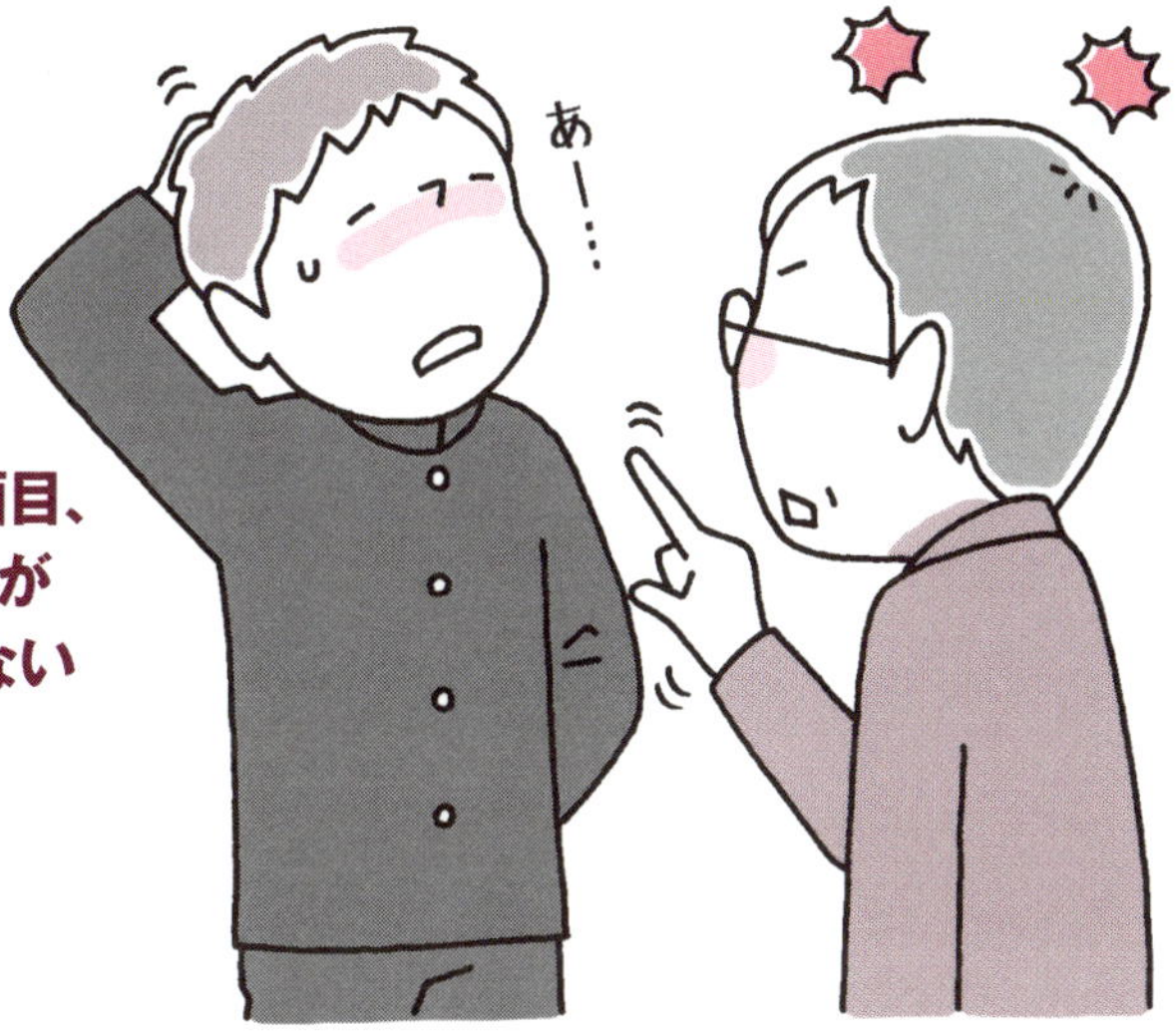
あー…

### 青年期

注意に従わない、ケアレスミスが多い ⋯⋯▶ **不真面目、勉強ができない**

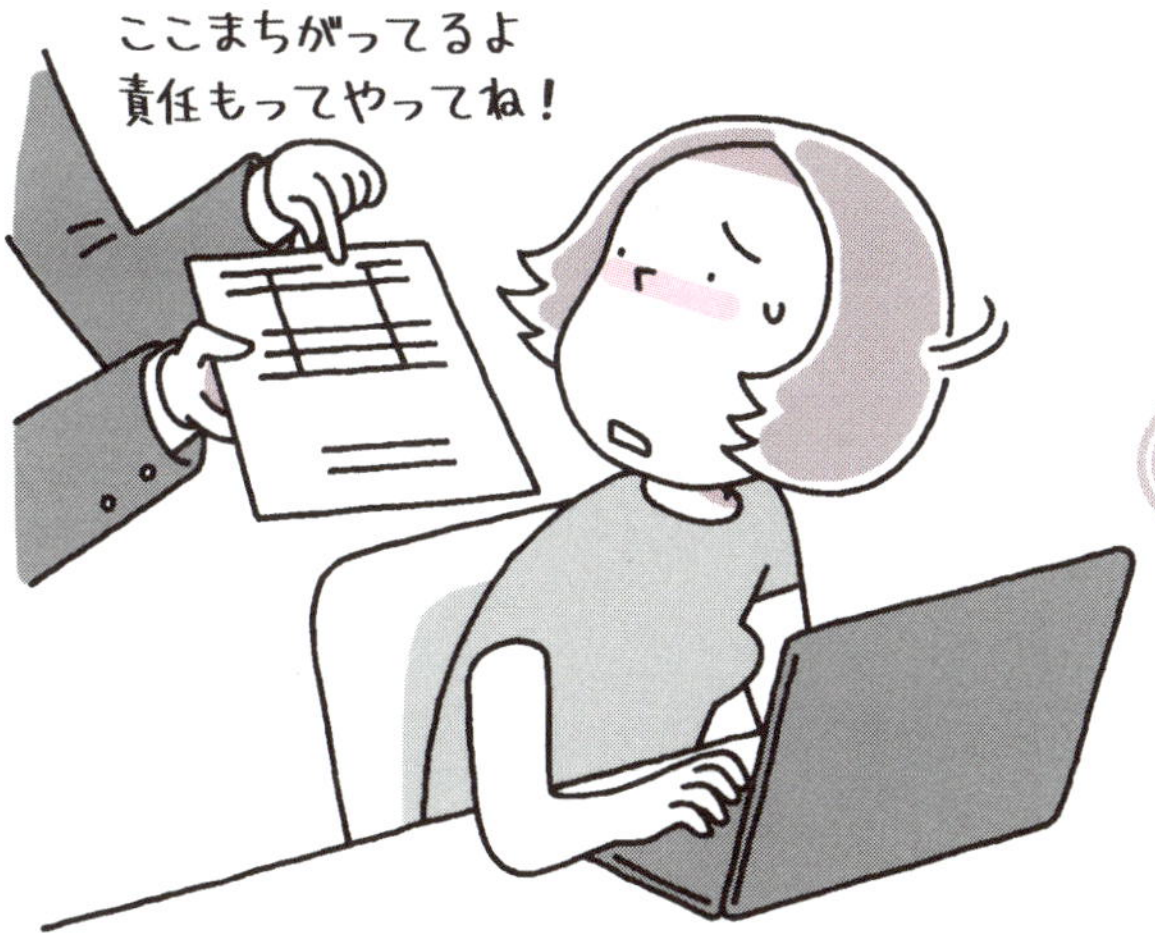
ここまちがってるよ
責任もってやってね!

### 成人期

仕事が不正確、仕事に集中できない ⋯⋯▶ **やる気がない、責任感がない**

タイプ

# ADHDは三つのタイプに分けられる

不注意、多動性、衝動性のうちどの特性が強く現れるかは、人によってさまざまです。特性の現れ方から、ADHDは三つのタイプに分けられます。

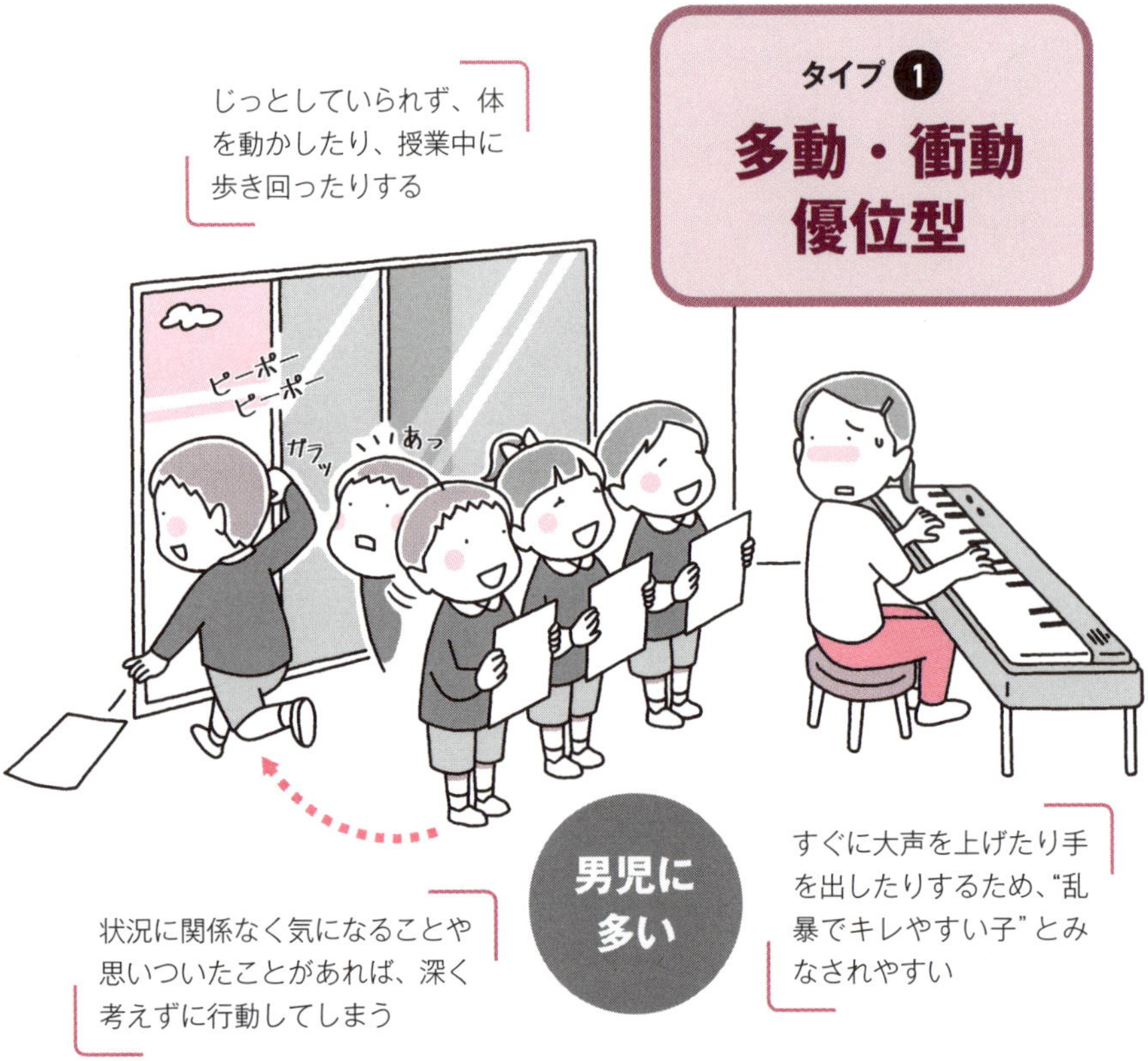
タイプ❶
多動・衝動優位型
じっとしていられず、体を動かしたり、授業中に歩き回ったりする
ピーポー
ピーポー
ガラッ
あっ
状況に関係なく気になることや思いついたことがあれば、深く考えずに行動してしまう
男児に多い
すぐに大声を上げたり手を出したりするため、"乱暴でキレやすい子"とみなされやすい

### 特性の現れ方に特徴がみられる

ADHDの特性である「不注意」「多動性」「衝動性」は、その現れ方によって、三つのタイプに分類されます。

ADHDの約八割の人は、不注意、多動性、衝動性という三つの特性が同程度に現れます。このタイプは「混合型」と呼ばれます。

残りの二割の人は、多動性や衝動性が目立つ「多動・衝動優位型」と、不注意やもの忘れがとくに目立つ「不注意優位型」です。

もの忘れはワーキングメモリーの機能低下（→P28）で生じるとされていますが、多動性・衝動性にはまた別の脳機能の不調がかかわっていると考えられています。

タイプ ❷

## 不注意優位型

対象となる人や物に注意を向けられないので「ボーッとしている大人しい人」にみえる

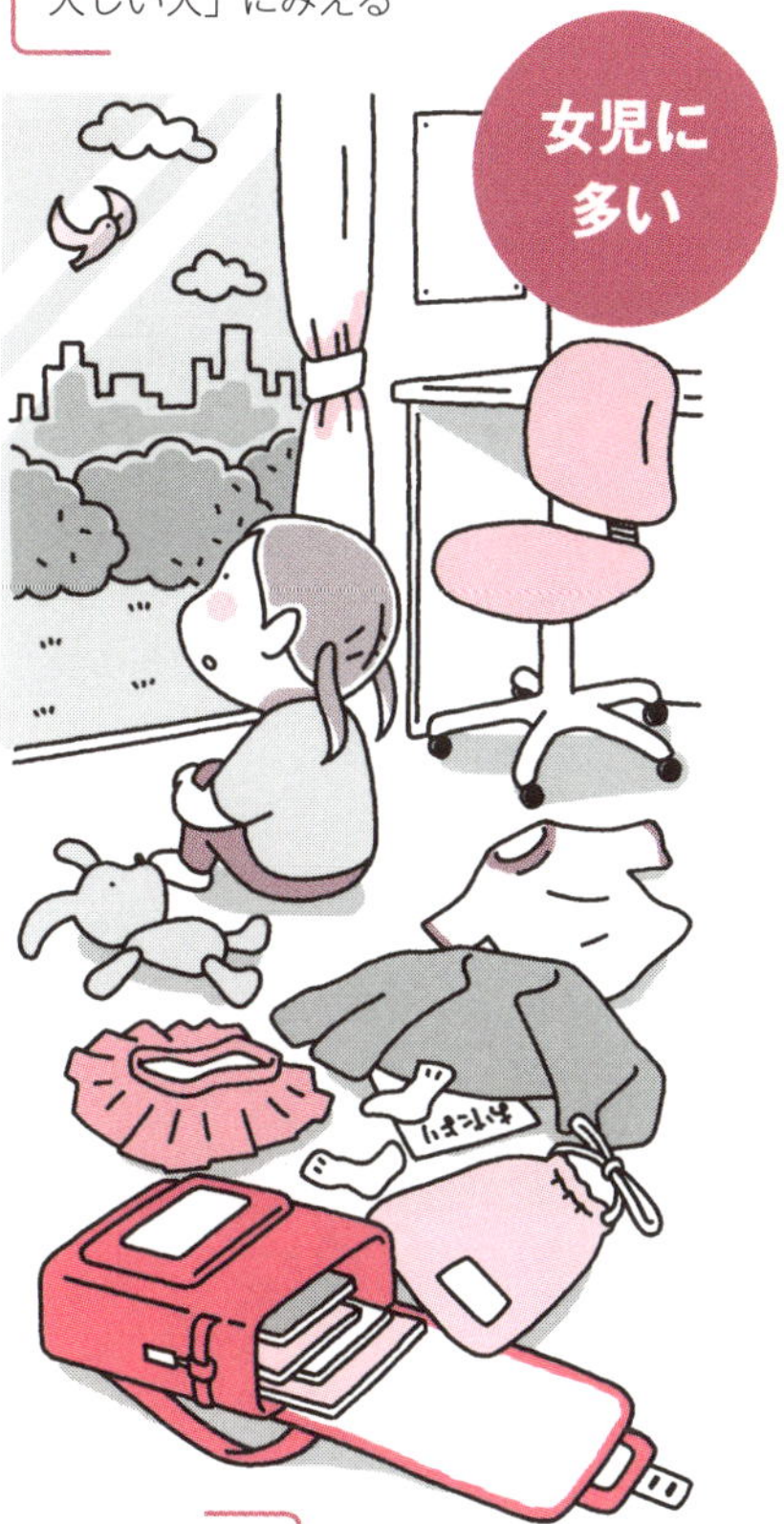
女児に多い

かたづけられず、忘れ物やなくし物が多い。だらしがないとみなされることも

ささいな刺激で気が散って、大事なことでも忘れてしまう。段取りを立てるのも苦手

タイプ ❸

## 混合型

多動性、衝動性、不注意の3つの特性がすべて現れる

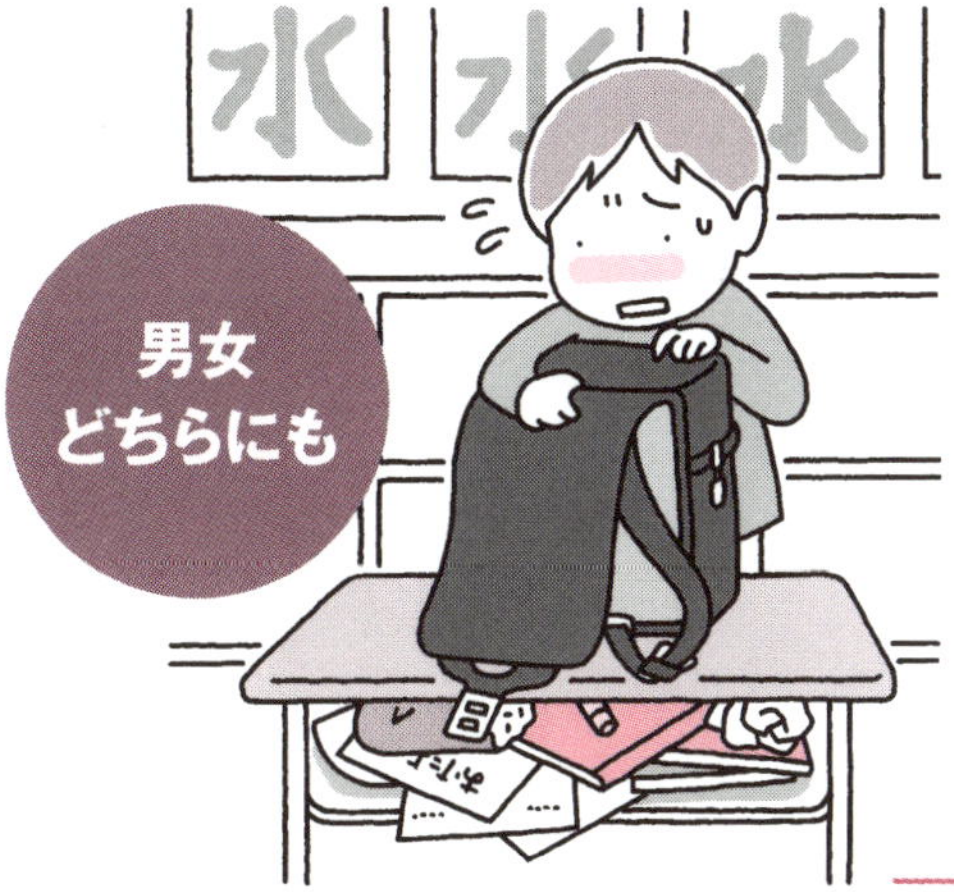
男女どちらにも

衝動が抑えられず、常識的なルールが守れないことも

かたづけが苦手で、忘れ物やなくし物が多い

### 3つの症状が重なりあう

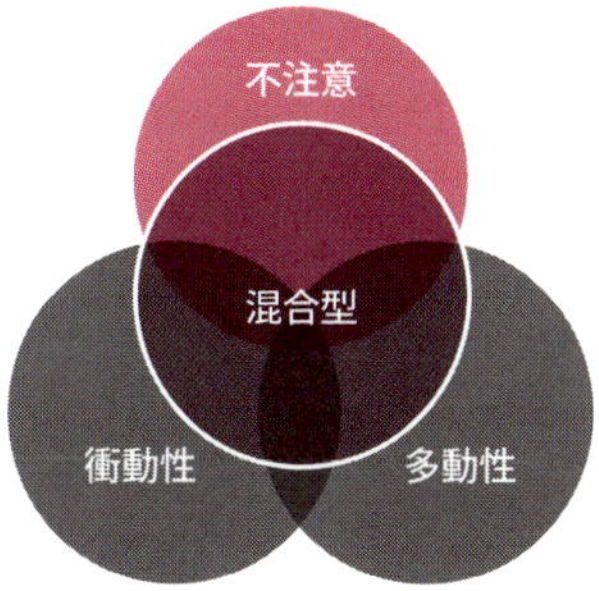
不注意
混合型
衝動性
多動性

多動性・衝動性・不注意、それぞれの症状が重なるところに「混合型」がある。ADHDの約8割の人が、この混合型に分類される

**併存**

# ほかの障害とあわせて起こりやすい

ADHDは、単独で発症することもありますが、ほかの障害をあわせもっているケースも多くみられます。日常生活の困りごとも多岐にわたることから、生きづらさにつながりやすいので周囲のケアが欠かせません。

## 併存することで困難が増える

ADHDがある人は同時に、ほかの障害をあわせもっているケースが多いことが知られています。なかでも併存率が高いのが、LD（学習障害→P13）です。

海外の調査では、ADHDの人の約四六%がLDを合併しているという報告もあります※。また、ASDの併存率は同じ海外の調査で六%となっています。

ADHDの特性は薬を含めた治療で軽減させることができますが、LDやASDで生じる困難は、薬で治すのは難しいのが現状です。障害の併存により、本人が抱える困難はより大きく、複雑になります。

※LDは英語圏などで多いため、日本における併存率はもっと低いと考えられている

## 重なりあう発達障害

ADHDでは、LDやASDなど、ほかの発達障害と同時に存在するケースが多いものです。てんかんや言語障害などとの併存もみられます。

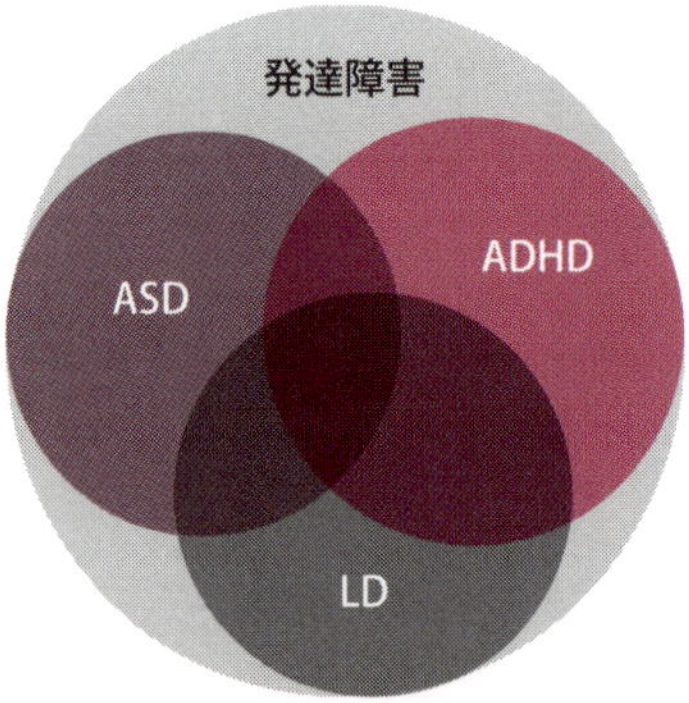


| | 非ADHD | ADHD | 相対リスク |
|---|---|---|---|
| LD（学習障害） | 5.3% | 46.1% | 7.79倍 |
| ASD（自閉スペクトラム症） | 0.6% | 6.0% | 8.72倍 |
| てんかん | 0.6% | 2.6% | 3.93倍 |
| トゥレット症候群※ | 0.09% | 1.3% | 10.70倍 |
| 言語障害 | 2.5% | 11.8% | 4.42倍 |

※本人の意思とは関係なく体が動いたり、大きな声や汚いことばを発したりする障害。不安症などの精神疾患や発達障害を伴うケースが多い

（Larson, K. et al : Patterns of Comorbidity, Functioning, and Service Use for US Children With ADHD, 2007. Pediatrics 127 : 462-470, 2011）

## ＬＤ（学習障害）との併存で生じる困難

ＡＤＨＤのみであれば、集中しやすい環境を整えれば学業の向上が見込めます。しかしＬＤが併存していると、学習そのものが困難になります。

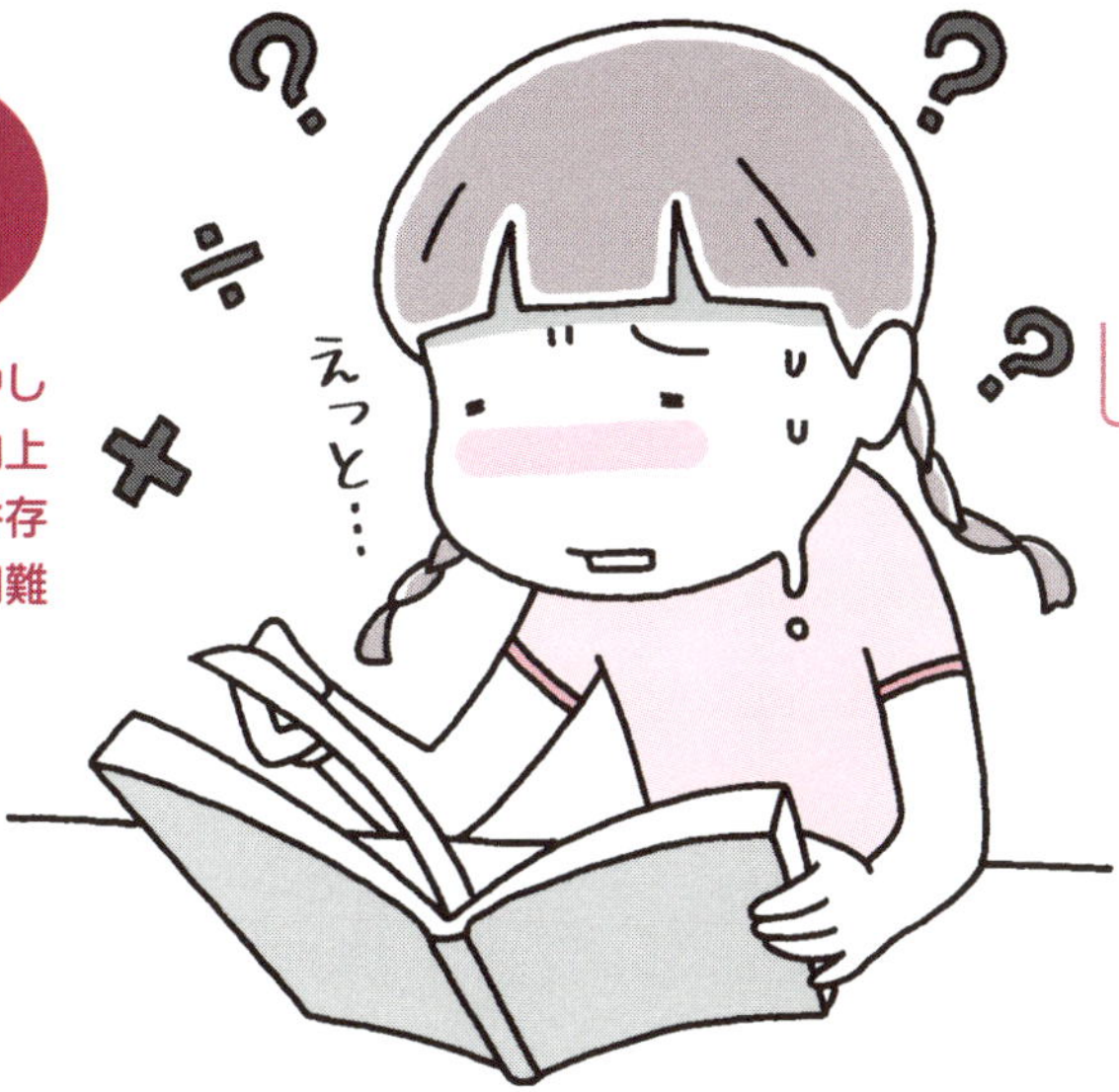


文字を正しく読んだり、書いたりすることが困難になる（ディスレクシア）

先生の話や教科書の内容を理解することができず、授業についていけない

数を正しく数えることができない、計算ができない、九九が覚えられない

自分なりのこだわりが強く、学校や会社のルールを受け入れることができない

## ＡＳＤ（自閉スペクトラム症）との併存で生じる困難

ADHDの多動性・衝動性・不注意に、ASDの社会的コミュニケーションの障害が加わるため、とくに対人関係の困難が増します。

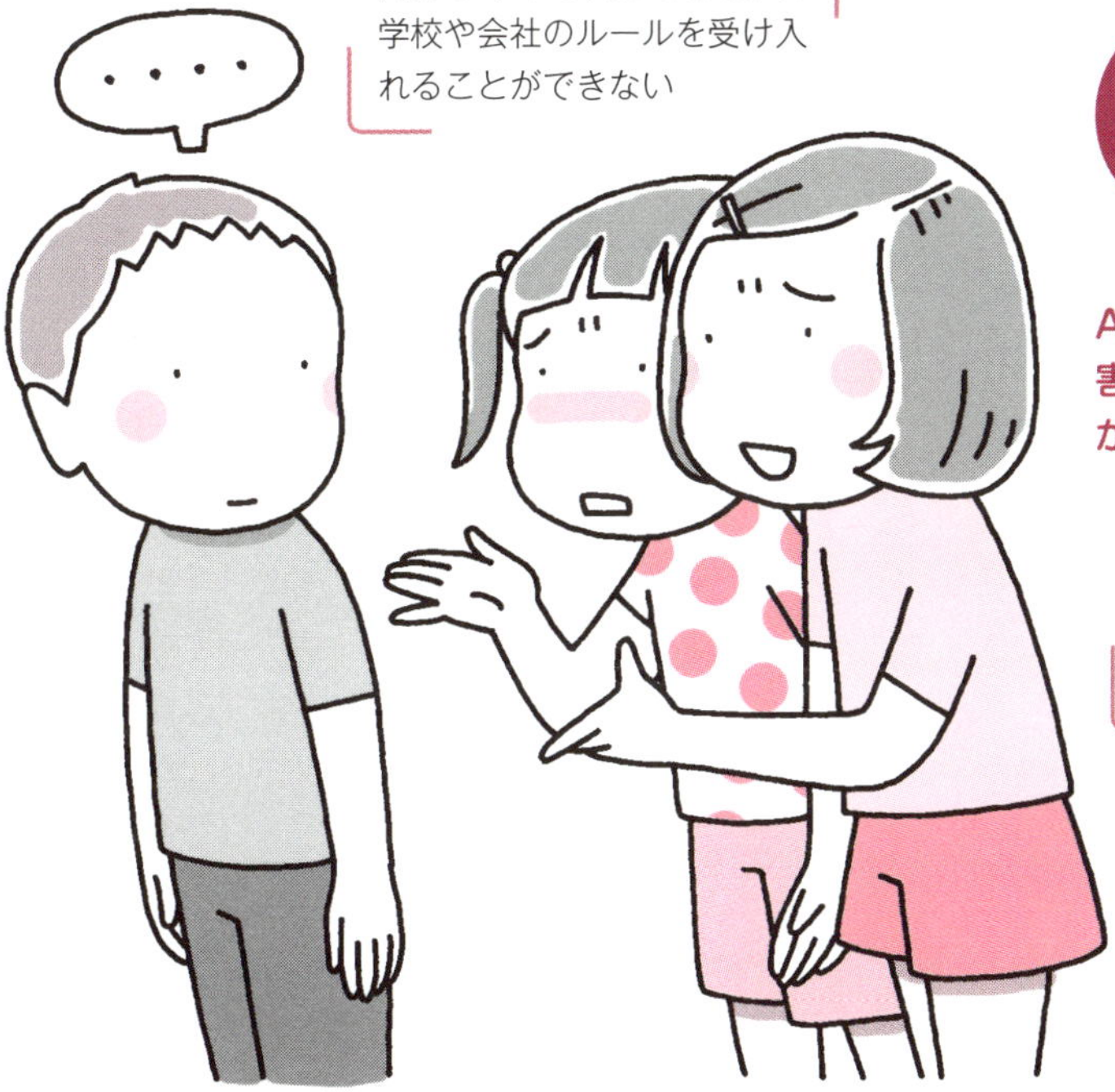


人の表情を読めず、思ったまま発言するので、相手を傷つけたり、怒らせたりすることも

ものごとの段取りをつけられない。イレギュラーのことに対して、柔軟に対応できない

## 主な原因

# 「脳機能の偏り」が解明されつつある

ＡＤＨＤの原因は「脳機能の偏り」にあるといわれています。脳のどの部位に、どのような違いがあるのかが、少しずつ明らかになっています。

### 脳機能に偏りがみられる部位

ＡＤＨＤの人とそうでない人の脳画像を比較すると、前頭葉や尾状核《びじょうかく》に違いが見られました。

**前頭葉の機能低下**

前頭葉は、短期記憶や注意力、感情、推論、判断のコントロールを担っている。ADHDではこの前頭葉の機能低下がみられる

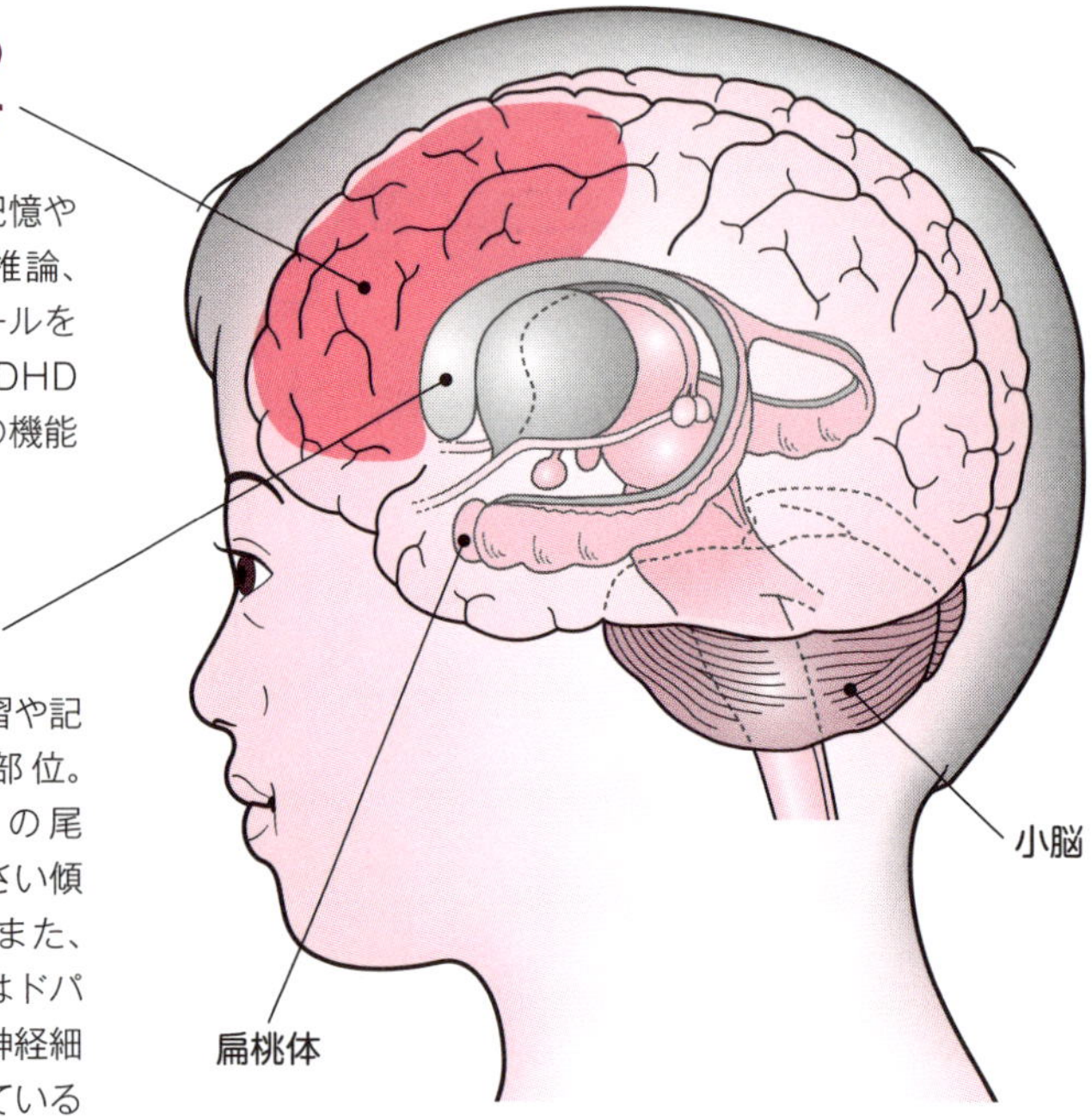


**尾状核**

運動の調節、学習や記憶にかかわる部位。ADHDでは、この尾状核の体積が小さい傾向がみられる。また、尾状核の活動にはドパミンを放出する神経細胞が深く関与していることもわかってきた

### 画像研究でわかった脳機能の偏り

ＭＲＩなどの登場で、ＡＤＨＤの脳画像研究が進み、いくつかの有力な説が唱えられています。

まず一つは、原因となる脳の部位についてです。ＡＤＨＤの子どもの脳は、定型発達の子どもと比べて「尾状核」の体積が小さいことがわかっています。さらに、前頭葉の血流量がやや少なく、十分に機能していないことから、これらの部位が発症に関与していると考えられています。

また、脳は通常、休止モードから活動モードにスムーズに切り替わりますが、ＡＤＨＤではこの切り替えがうまくいかないのではないかという説もあります。

## ドパミンの働きの違い

**ドパミンは、神経細胞同士のすき間で神経伝達を担う化学物質です。ADHDでは、このドパミンの働きが低下していると考えられています。また、ドパミン以外の神経伝達物質（ノルアドレナリンなど）の働きの低下もみられます。**

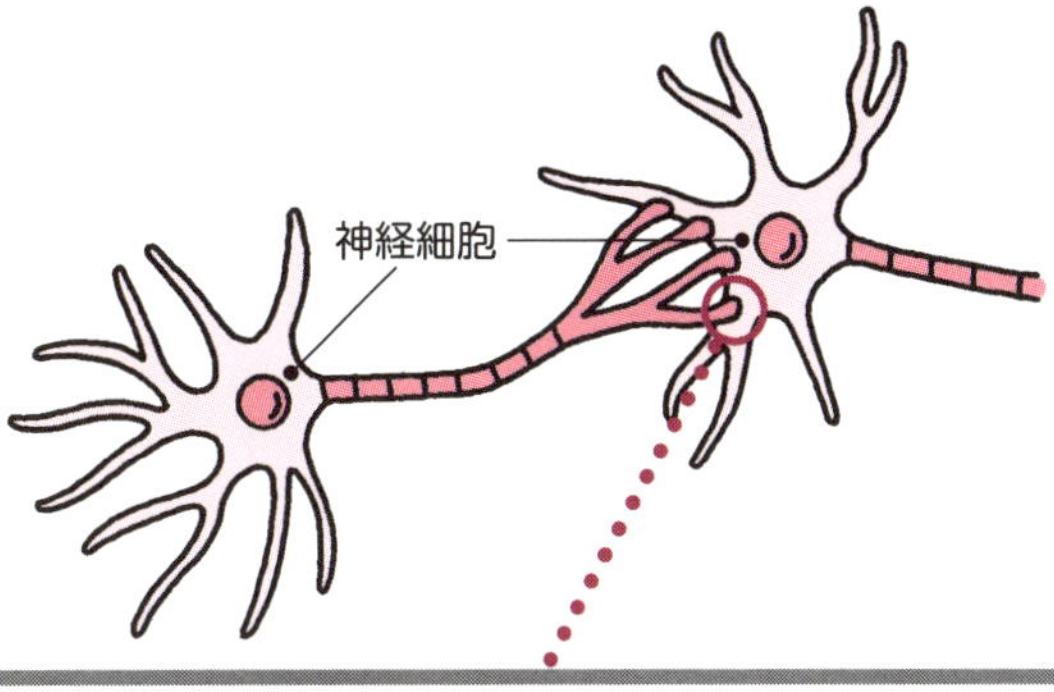


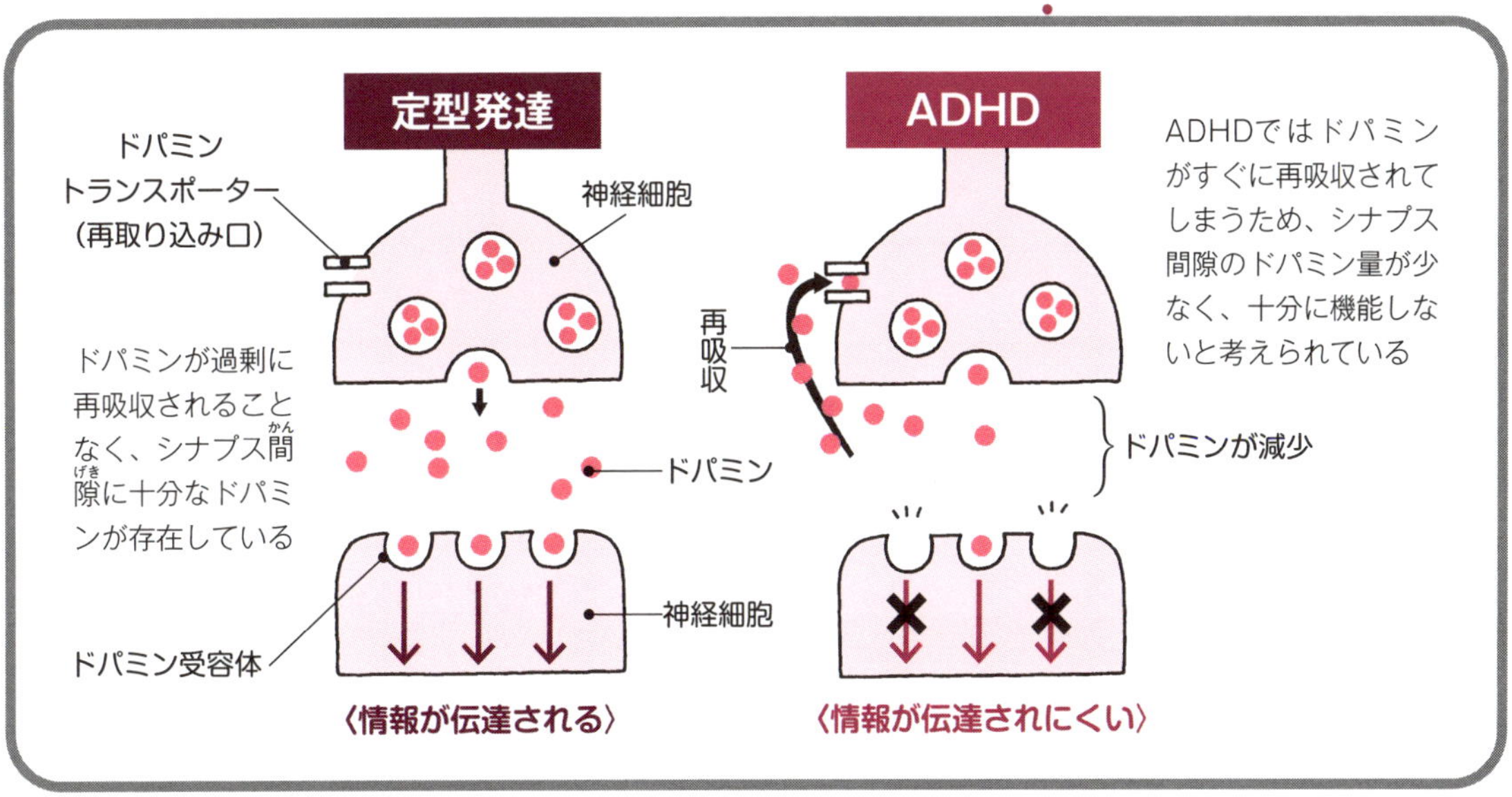


## ドパミンの働きが低下していることも原因の一つ

もう一つ、ＡＤＨＤの原因としてあげられているのが、脳内の「ドパミンの不足」です。

脳には一〇〇〇億個もの神経細胞があるといわれ、神経細胞同士は電気信号を発して、情報をやりとりしています。神経細胞と神経細胞の間には数万分の一㎜ほどのすき間（シナプス間隙）があり、そこでは、「神経伝達物質」という化学物質が情報伝達を担っています。その神経伝達物質の一つが「ドパミン」です。

通常、神経細胞の末端から放出されたドパミンは、別の神経細胞の末端にある受容体に取り込まれ、情報を伝達します。

しかし、ＡＤＨＤでは、ドパミンがもとの神経細胞にすぐ再吸収されてしまいます。その結果、ドパミンが十分に機能できず、情報伝達が障害されるために、不注意や多動などが現れるのではないかと考えられています。

COLUMN

# 忘れっぽいのはワーキングメモリーの機能のせい!?

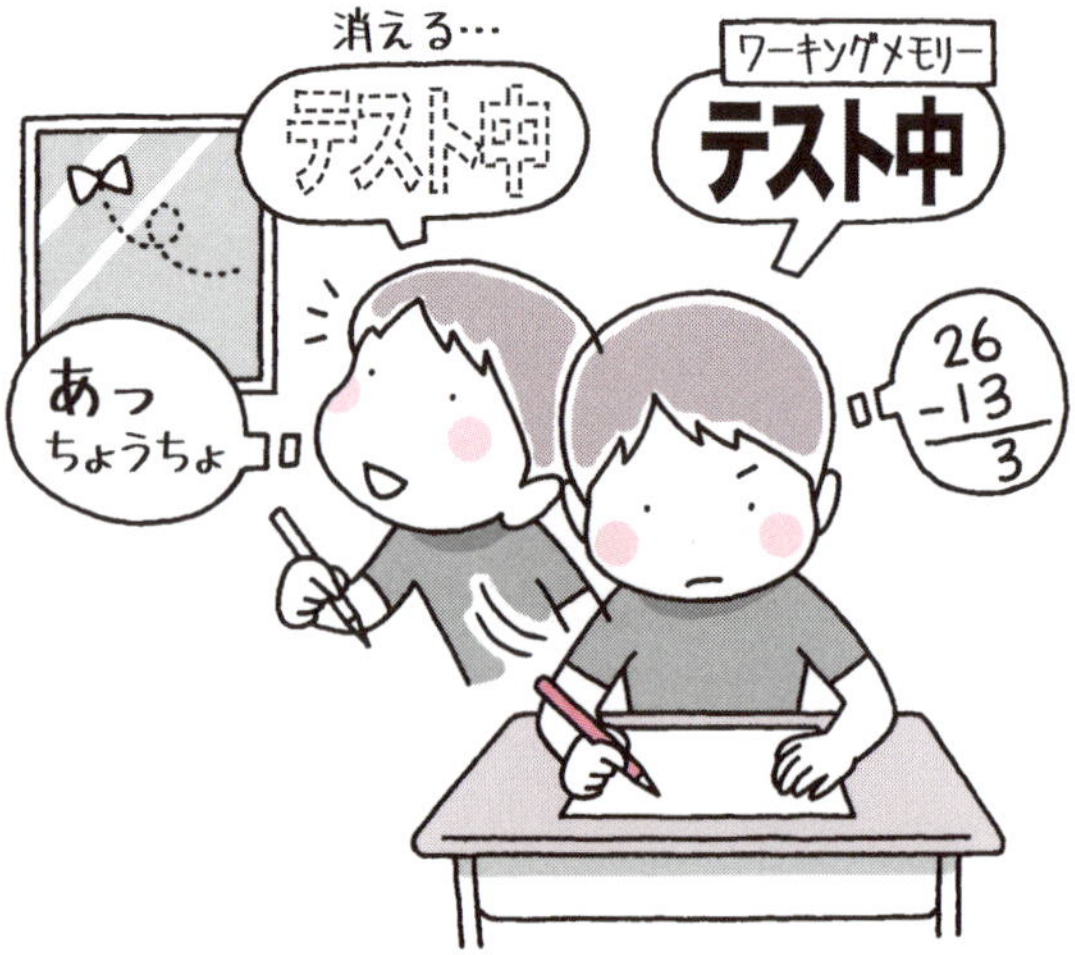


## 脳のメモ機能がうまく使えない

授業中に、黒板に書かれた文章を見て、ノートに書きうつすことができるのは、視覚で得た情報を一時的に記憶しているからです。人との会話でも同じように、相手の話した内容を瞬時に記憶して理解し、返答しています。

つまり、視覚や聴覚で得た情報を脳が自動的にメモをとって、それをもとに行動したり、状況を判断したりしているわけです。このような脳の働きを「ワーキングメモリー」といい、脳の「前頭葉」という部位が担っています。

ＡＤＨＤでは、このワーキングメモリーの機能が低下し、うまく使えないことがわかっています。

## 「なくす」「忘れる」はそのために起こる

ＡＤＨＤの場合、まず不注意という特性から、視覚や聴覚で情報を得ることが苦手です。黒板に書かれた文字や人の話に集中することができず、ワーキングメモリーへの入力に支障が生じます。また、入力しても、ワーキングメモリーの機能が低下しているために、情報を短期間記憶したり、情報にもとづいた行動をとったりすることができません。そのために、物をなくす、忘れるなどのトラブルが頻繁に起こってしまうのです。

2

# どこに、だれに相談する?

「あれ？」と思ったら、ひとりで抱え込んではいけません。
まずは、園や学校の先生などに相談するとよいでしょう。
ADHDであってもなくても、子どもを支えるチームとして、
互いに理解を深め、信頼関係を築きましょう。

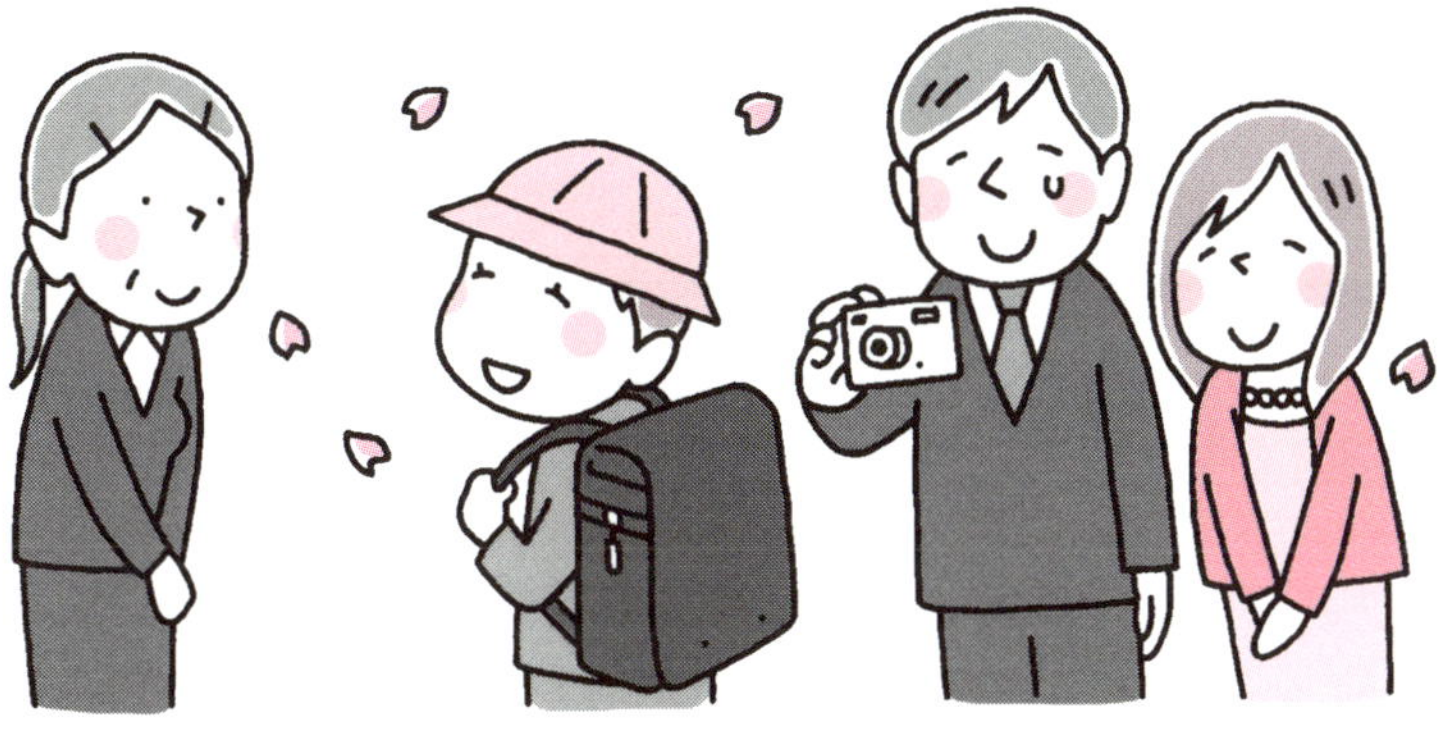

ADHDかも？

# まずは身近な先生に相談する

ＡＤＨＤの特性とされる、多動性や衝動性は、通常の子どもにもみられるものです。急いで診断を受けようとしなくても大丈夫。まず幼稚園や保育園、学校の先生に相談してみてください。

## 親が気づいた場合

家庭での様子だけでは判断できないので、先生などに相談を。多くの子どもを見てきた経験から、わかることもたくさんあります。

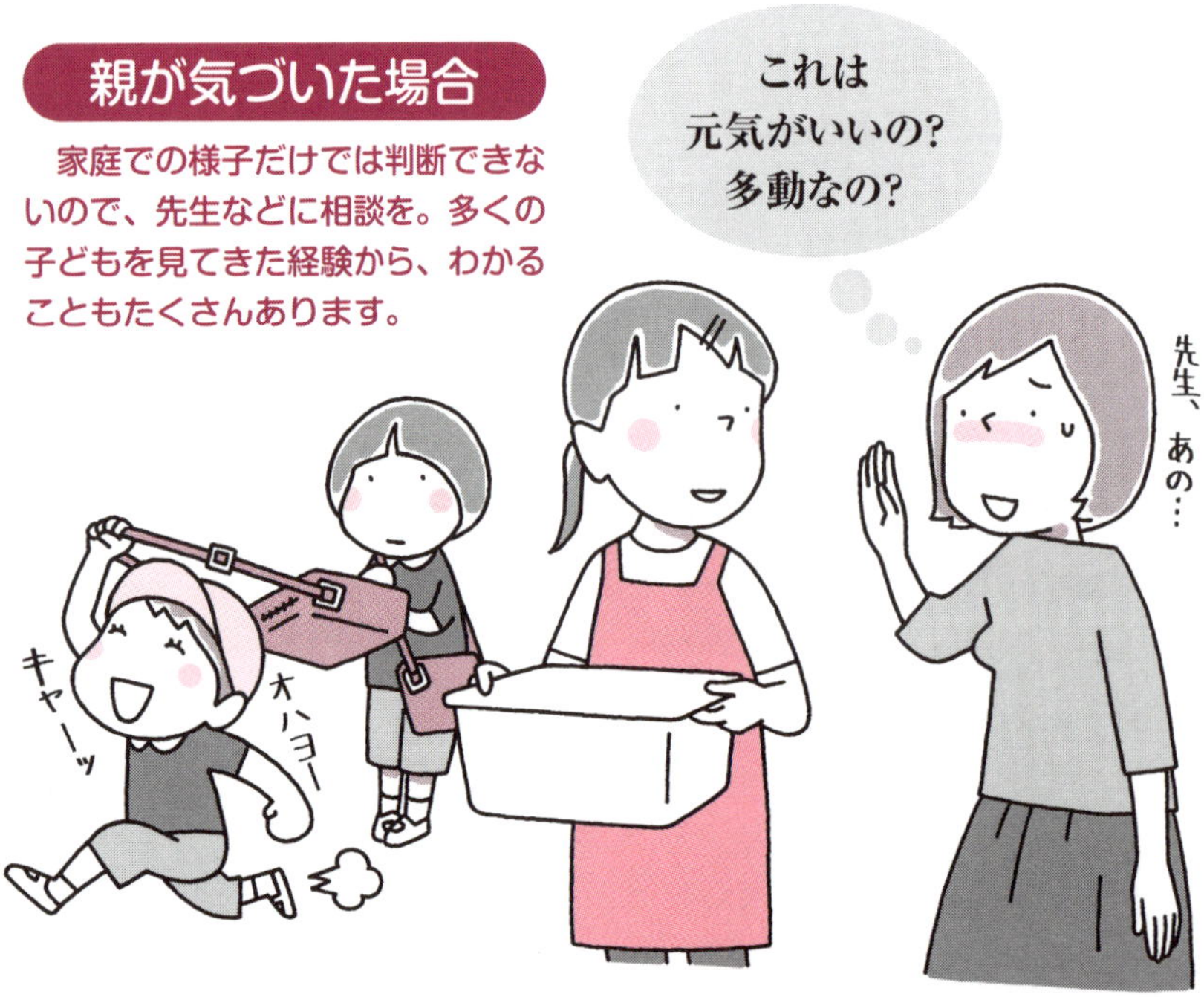

これは
元気がいいの？
多動なの？
先生、あの…
キャーッ
オハヨー


### 先生にどう相談する？

- 園や学校での様子を聞く
- 家での様子を話す
- 困りごとを話してみる
- 集団生活で問題なく過ごせているか聞く

**園や学校の先生**

じっとしていることがちょっと苦手みたいですね。元気がよくていいですよ。今のところ問題はありません。

○○くんとトラブルになったみたいですが､その後仲直りできたようですよ。もう少し様子をみて、気づいたことがあったらお伝えしますね。

園や学校での様子を教えてもらい、先生の意見を聞く。また家での困りごとや不安を相談し、情報を共有する。学校のスクールカウンセラーに相談するのもよい

## 先生が気づいた場合

先生が気づいた場合は、親に園や学校での困難を伝えたり、実際に授業などを見に来てもらったりして、共通理解を深めることが大事です。

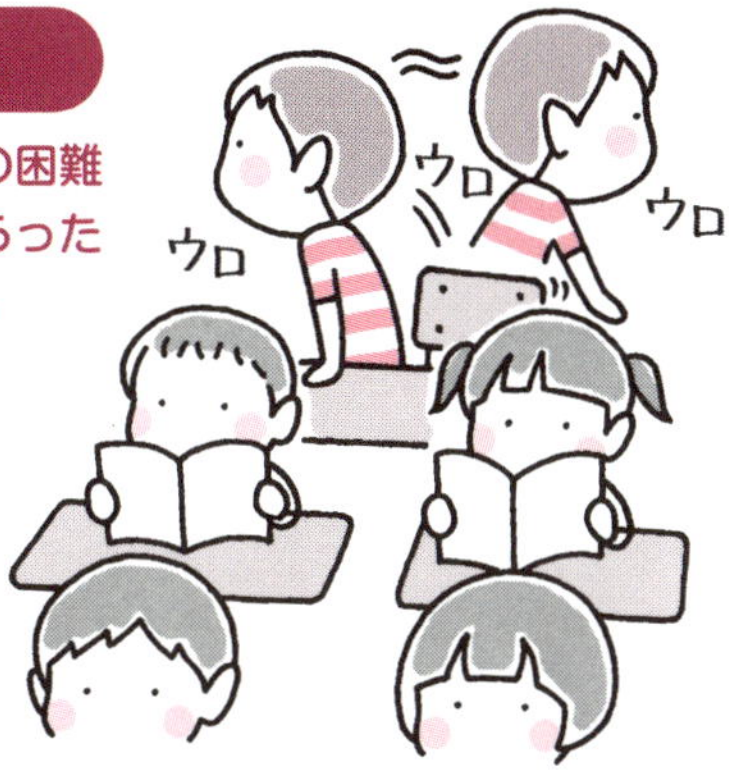


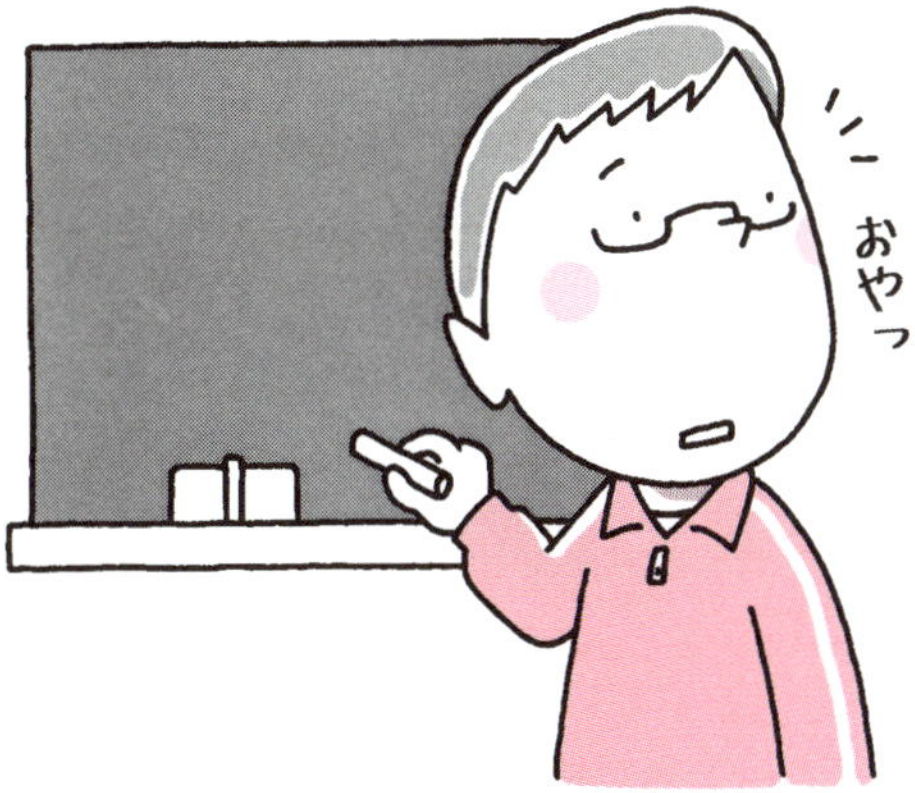


### 保護者にどう伝える？

- 家での様子を教えてもらう
- 園・学校での様子を伝える
- 状況を客観的に伝える
- 親や子どもを責めない
- いきなり「障害があるのでは」などと切り出さない
- 親が気づいていないときは、園・学校での様子を見に来てもらう

## 健診で見つかった場合

健診では、医師や保健師が医学的な観点から問診などをおこないます。ADHDの疑いがあれば、専門家への受診がすすめられます。

## 園や学校での子どもの様子を聞いてみる

子育てをしていくなかで「ADHDかもしれない」と不安に思っても、すぐに医療機関を探すことはありません。家庭で気になる行動があっても、すべてADHDによるものとは限らないからです。まずは保育園や幼稚園、学校の先生に相談してみましょう。

先生は、家庭とは違い、集団のなかでの子どもの様子をよく知っています。また、多くの子どもと接してきたキャリアのなかで、発達障害を含む、さまざまな子どものタイプも把握しているでしょう。そのため、親が不安に感じる我が子の行動が〝ふつうの範囲なのか、そうではないのか〟を見立てる力をもっていると考えられます。個人面談などの際に、先生と情報を共有し、気がかりなことを話してみてください。

先生から集団生活上の困難を伝えられるケースや、健診で見つかるケースもあります。

相談先

# 相談できる窓口は増えている

ＡＤＨＤに対する支援は少しずつ広がっており、さまざまな公的相談窓口があります。ひとりで悩むことはありません。専門家といっしょに、適切な環境や対応を探っていきましょう。

## 身近な専門家に思い切って相談してみる

最初の相談先としては、園や学校の先生がおすすめですが、園や学校でのトラブルが続いたり、先生には相談しづらかったりするケースもあるでしょう。

そんなときでも、どうかひとりで悩みを抱え込まないでください。園や学校以外にも相談窓口は広がっています。自治体の福祉課や保健センター、発達障害者支援センターなどで、専門知識をもった職員が相談に応じています。保護者だけでも相談できますし、子ども本人が困りごとを自覚しているようなら、いっしょに相談することもできます。事前に電話で問いあわせておくとスムーズです。

## ひとりで悩まずに相談先を広げる

トラブルが続くと、親も子どももつらいもの。専門家に話をすることで見通しがたてば、気持ちも軽くなります。

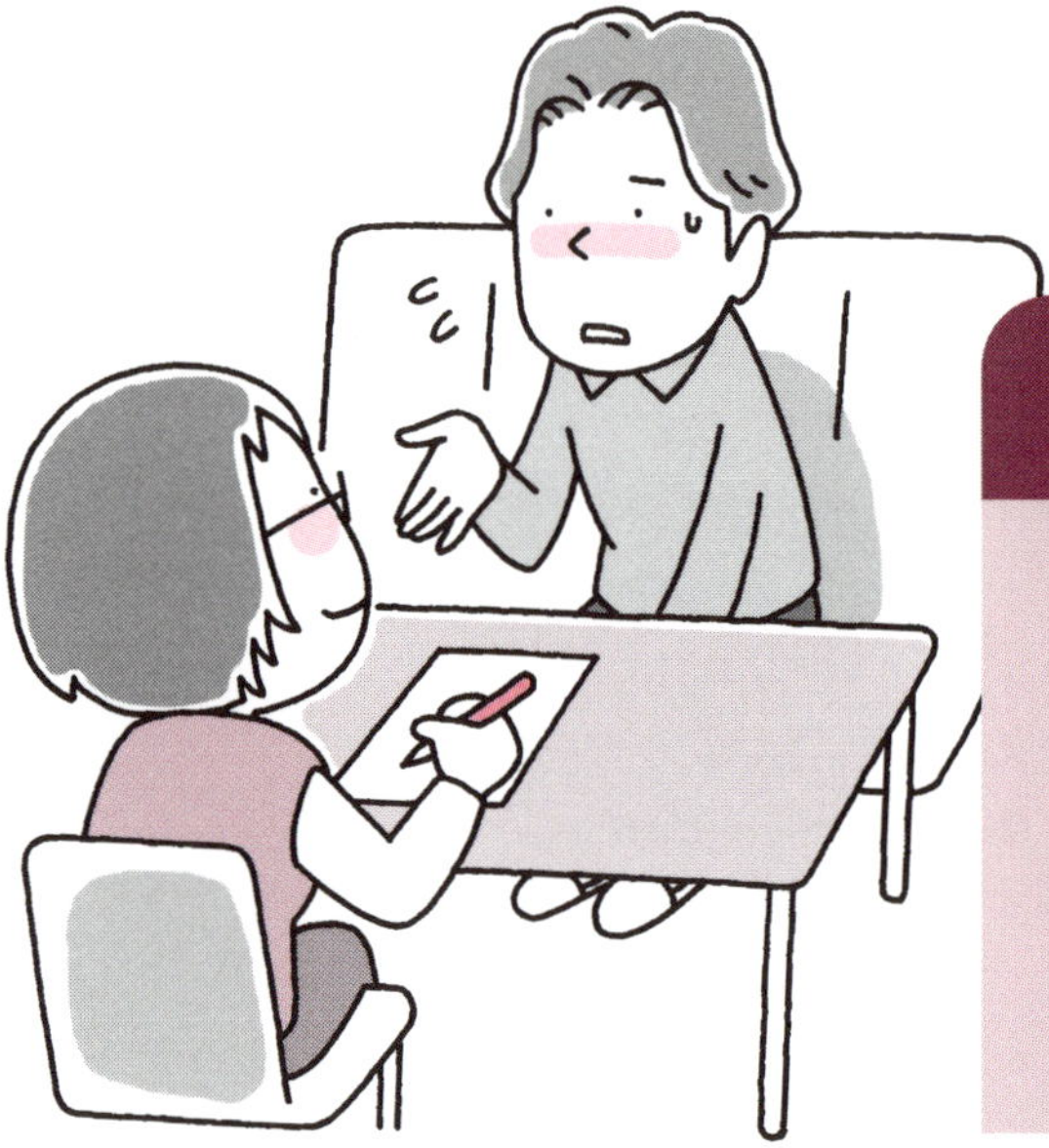

**こんなときは専門家に相談を**

- トラブルを何回も起こしている
- 先生から対応が難しく困っていると言われた
- 本人も困りごとを自覚している

## 電話相談できる所もある

基本的に相談は無料で、来所相談以外に電話相談を受けつけているところもあります。詳しくは各窓口に問いあわせを。

〈発達障害の相談対象〉

未就学児　子ども　大人

子ども　大人

### 自治体の福祉課

日常生活で必要となる障害福祉サービスや助成制度などについて相談できる。自治体によって担当課名は異なる

子ども　大人

### 発達障害者支援センター

発達障害のある人やその家族に対する総合的な支援をおこなう機関。診断を受けていなくても相談できる。相談内容に応じて、医療機関や福祉施設の情報を提供してくれる

全国の発達障害者支援センターの一覧を右の二次元コードよりダウンロードできる

(国立障害者リハビリテーションセンターホームページより)

子ども

### 保健センター

市町村に設置され、子育て支援や乳幼児健診、健康相談などを担う施設。専門知識をもつ職員が相談に応じてくれる

未就学児

### 子育て支援センター

乳幼児や未就学児とその親に対する支援をおこなうことが多い。育児の悩み、発達障害に関する相談や援助をおこなっている

未就学児

### 児童発達支援センター

障害のある子どものための療育施設。集団生活に適応するためのサポートなどをおこなう

子ども　大人

### 精神保健福祉センター

専門知識をもつ職員が、発達障害やうつ病など、メンタルヘルスに関する幅広い相談を受けつけている。各都道府県に設置されている

連携

# 保護者と学校は子どもを支えるチーム

子どものためには、保護者と園・学校が協力関係を築くことがなによりも大事。お互いに情報を共有して話しあいを重ねながら、サポートしていきましょう。

## ほとんどの子どもは通常学級でやっていける

発達障害の子どもの就学先としては、通常学級や特別支援学級（→P95）、特別支援学校などがあります。ADHDの子どもは、ほとんどが通常学級に就学します。困りごとが生じたときは、そのうえで合理的配慮（→P88）を受けることができます。

子どもが小学校に上がるときは、事前に候補の学校を見学し、面談しておくとよいでしょう。また、現在受けているサポートが途切れないよう注意が必要です。

保護者と園・学校の関係者は子どもを支える一つのチームです。互いに理解を深め、よりよい支援態勢をつくっていきましょう。

### 就学前相談で心配ごとや希望を伝える

**保護者が申し出れば、教育委員会の「就学前相談」が受けられます。就学先や支援の引き継ぎなどで不安なことがあれば、相談窓口に問いあわせてみましょう。**

まず面談で、就学先の希望や心配ごとを伝える。その後、発達検査や行動観察などの結果をもとに就学支援委員会※が審議し、就学先や支援に関する助言をしてくれる

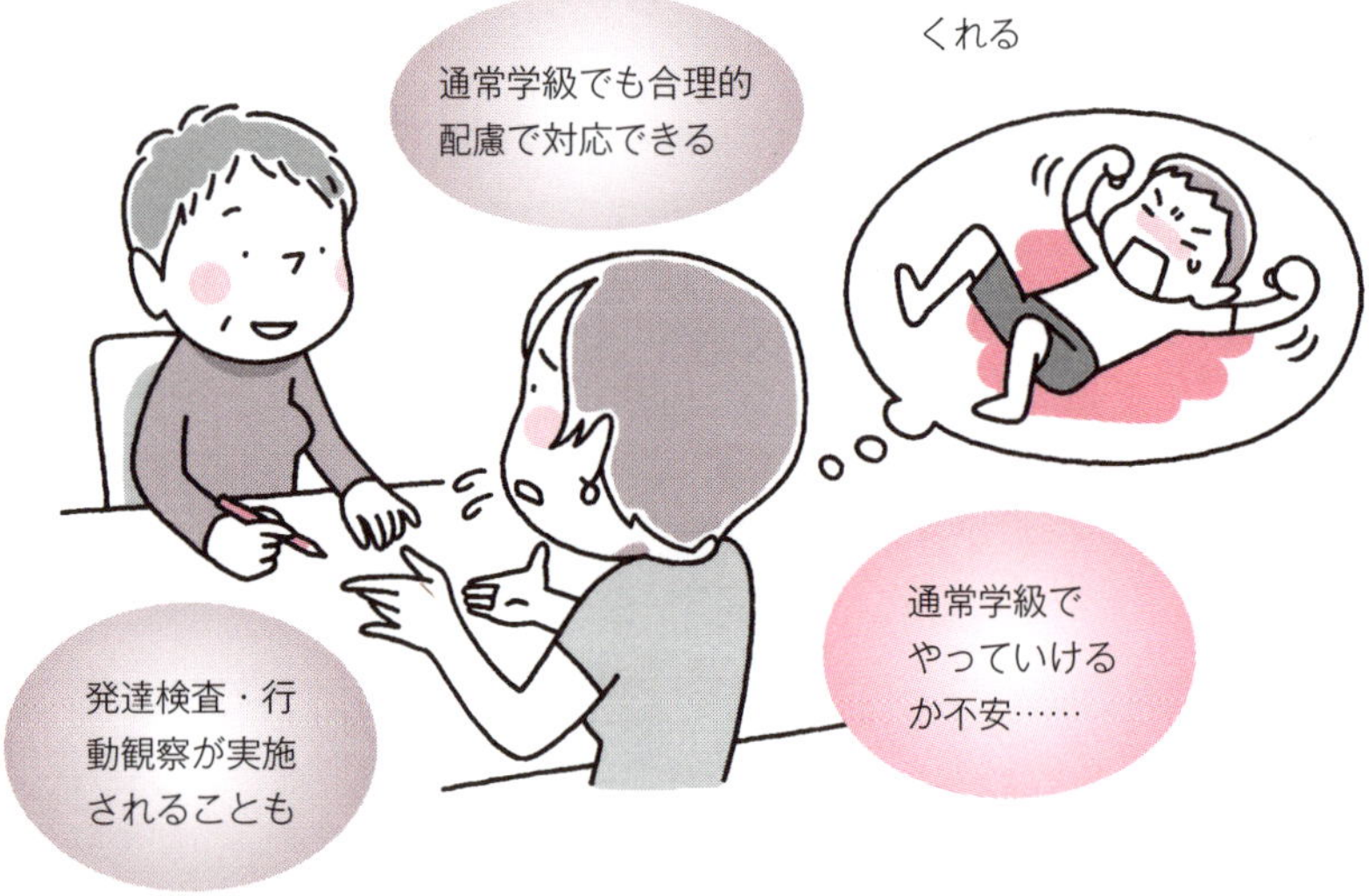
通常学級でも合理的配慮で対応できる
通常学級でやっていけるか不安……
発達検査・行動観察が実施されることも

※就学支援委員会…教育関係者、医師、心理相談員、特別支援学校の教員などで構成される

## 就学までの流れ

ＡＤＨＤの子どもにとって、就学は大きな環境の変化となります。就学までの流れを知り、準備していきましょう。

**就学前 4～6月**
**就学に向けてスケジュール確認**
就学に向けたスケジュールを、市区町村の教育委員会などに確認する。幼稚園や保育園の先生と就学後の支援のありかたについて相談しておくとよい

**就学前 7～9月**
**就学前相談（任意）**
市区町村の教育委員会がおこなう就学前相談で就学先について相談することもできる。学校の選択肢を教えてもらい、各学校の情報を集める

**就学前 10～11月**
**学校説明会**
学校公開日や学校説明会に参加する。保護者が学校を選択できる（学校選択制）自治体の場合は、保護者が希望する学校を教育委員会に申請する

**就学前 12～1月**
**就学通知**
就学通知が届いたら、内容を確認して返信する。希望にあわない場合は就学前相談で調整を

**卒園 3月**

**入学 4月**

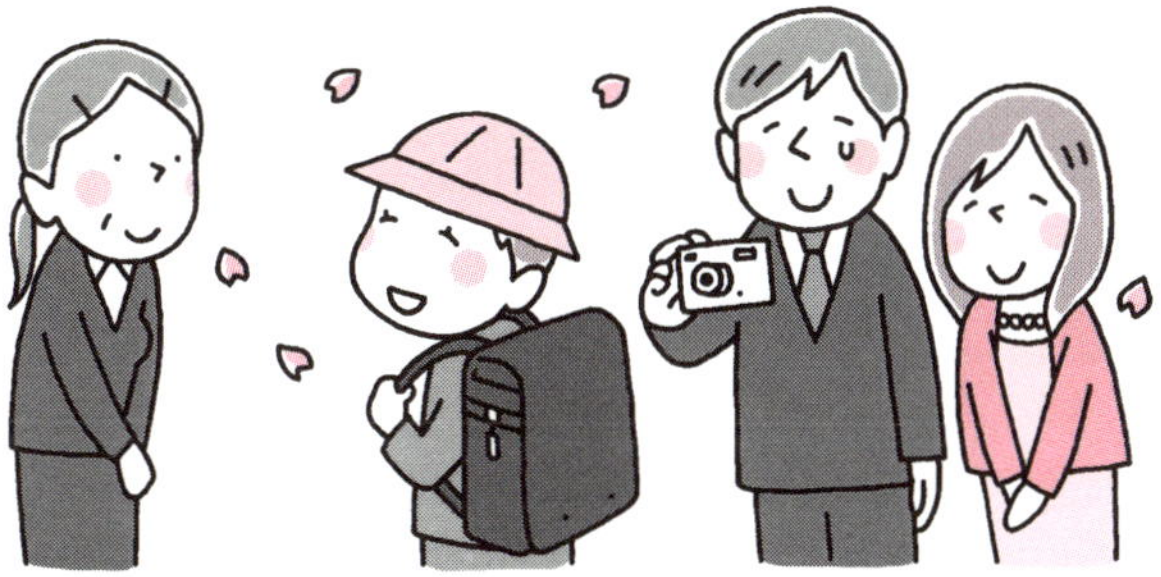

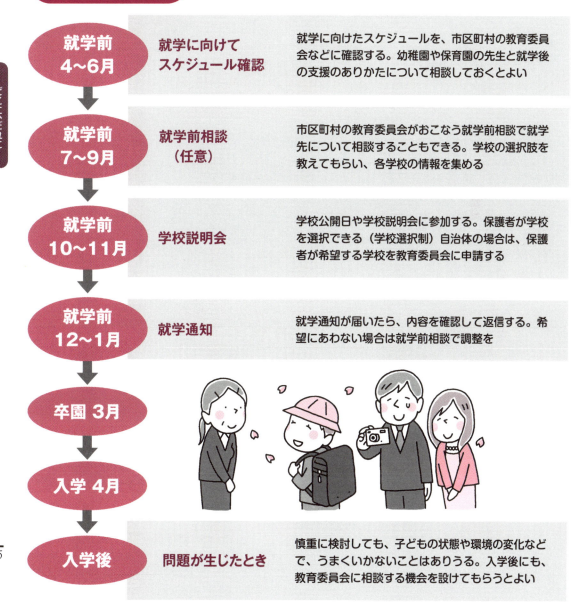

**入学後**
**問題が生じたとき**
慎重に検討しても、子どもの状態や環境の変化などで、うまくいかないことはありうる。入学後にも、教育委員会に相談する機会を設けてもらうとよい

二次障害

# 理解不足がさらなる障害を招くことも

わざとではないのに、親や教師に叱られ続けていたら、子どもの心は一体どうなるでしょうか。理解不足による二次障害は思春期以降に起こりやすいことがわかっています。

## 引き起こされやすい二次障害

ＡＤＨＤに対する理解不足が原因で、二次的に起こりやすい障害には、以下のようなものがあります。

代表的

### 反抗挑戦性障害（ODD）

著しく反抗的・挑発的な態度を常に示す状態。イライラしがちで怒りっぽく、かんしゃくを起こす。大人の指示や要求に過剰に反抗し、口ごたえや拒否、無視をする、わざと怒らせるなどの行動をとる

### 行為障害（CD）

反抗挑戦性障害がさらにエスカレートして生じるもの。社会や大人に対する反抗的態度が著しくなり、暴力をふるう、物を壊す、ひったくり・ゆすりをする、万引きをするなど、反社会的行動が続く状態

### 不安障害

危険を察知して「不安」を感じる、脳のシステムが過剰に働いてしまうもの。過度な不安から動悸、冷や汗、不眠などが起こり、日常生活に支障が出る。社会不安障害やパニック障害などの種類がある

### うつ

気分がひどく落ちこみ、興味や関心、意欲が著しく低下する。全身倦怠《けんたい》感、不眠、便秘、食欲低下などの身体症状も現れる。子どもでは無力感やイライラ、落ち着きがないなどの症状が目立ちやすい

## 二次障害へつながるADHDのマーチ

ＡＤＨＤへの対応が適切でないと、反抗挑戦性障害や不安障害などに移行する可能性が高くなります。二次障害の発症には、親の心理状態の影響も示唆されています。

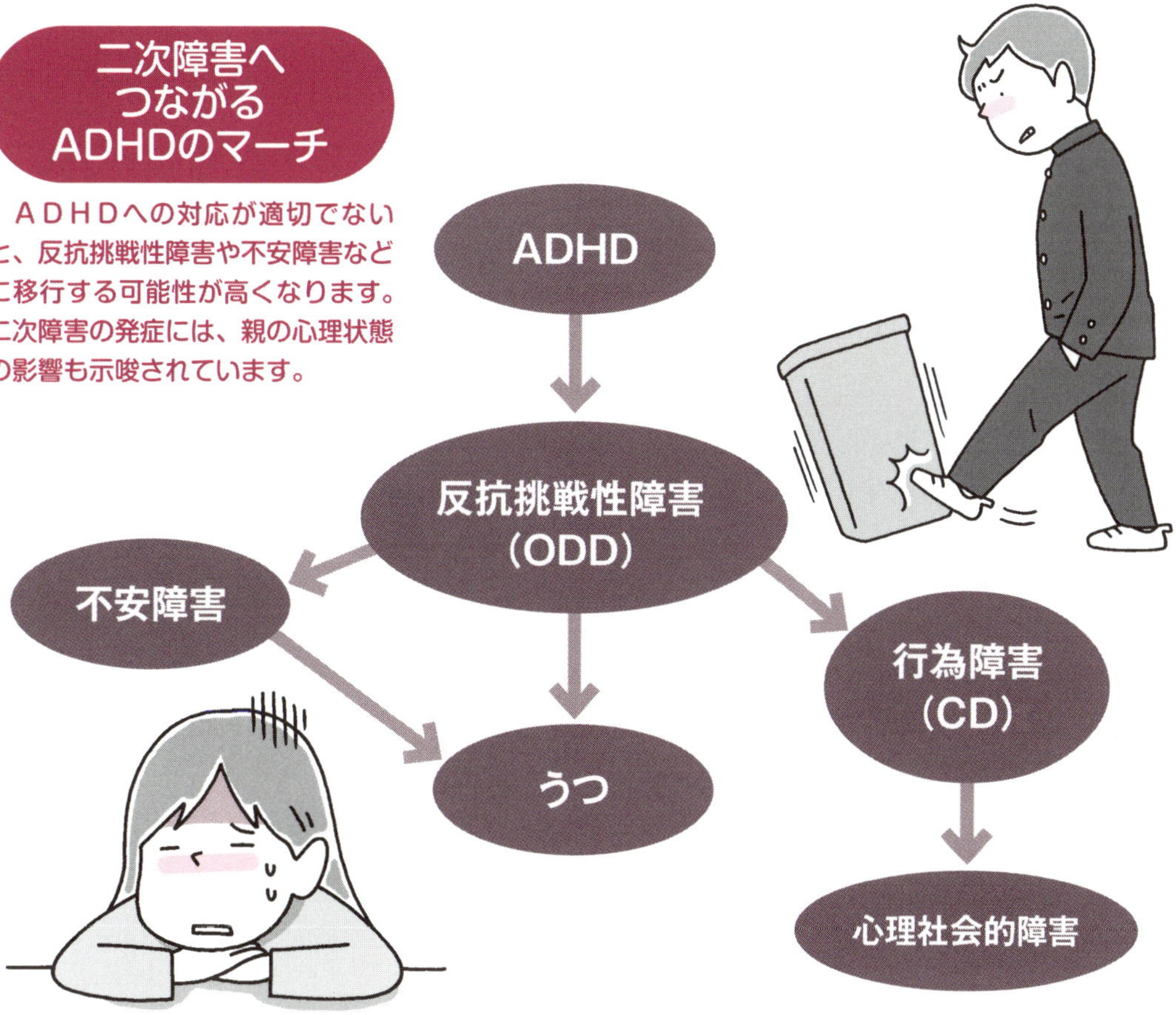


### 叱責を受けることで自尊心が傷つけられる

ＡＤＨＤの特性から起こる行動の多くは〝問題行動〟とみなされがちです。

親や教師などが発達障害を十分に理解していなければ、「何度言ったらわかるんだ！」などと叱責され、そうした日常がくり返されます。特性ゆえの行動は、仲間外れやいじめの対象になることも多く、不登校や退学に至ることも少なくありません。

こうした状況が積み重なると、ＡＤＨＤの子どもの心は次第に疲弊し、自尊心が傷つけられます。大人や社会に対するいらだちや嫌悪感も募ってきます。

このような不適切な対応に起因する心理状態が、「二次障害」につながるのではないかと考えられています。その代表が「反抗挑戦性障害（ＯＤＤ）」です。ＯＤＤからさらに「行為障害」や「不安障害」「うつ」などを発症することもあります。

二次障害の予防・改善

# 自尊感情を高めることが大切

ADHDから二次障害を引き起こすと、本人の〝生きづらさ〟はますます強くなってしまいます。二次障害の予防・改善には、周囲の理解が不可欠。得意なことをほめられることで、自尊感情が高まります。

## 特性のためにいじめられやすい

下の表はアメリカのデータです。ADHDをはじめとする発達障害の子どもたちは、定型発達の子どもに比べて、明らかにいじめや仲間外れの対象になりやすいことがわかります。

| | いじめられた | いじめた | 仲間外れにされた |
|---|---|---|---|
| 定型発達（n=73） | 8.5% | 7.0% | 8.6% |
| ADHD（n=100） | 29.2% | 12.5% | 27.6% |
| 自閉症（n=32） | 29.0% | 6.5% | 42.9% |
| 学習障害（n=34） | 24.2% | 30.3% | 18.2% |

n＝有効回答数

（Twyman, K. A. et al. : Bullying and ostracism experiences in children with special health care needs. J Dev Behav Pediatr 31 : 1-8, 2010）

### 自信につながる成功体験が必要

ＡＤＨＤの子どもは、定型発達の子どもと比べ、いじめや仲間外れの対象になりやすいというデータがあります。周囲の子どもにＡＤＨＤへの理解をうながすのは難しいかもしれませんが、重要なのは本人の自信。「自分には○○がある」と自信をもてるものがあれば、自尊感情は高まります。そのためには成功体験が必要です。

親や先生はどうしても〝できないこと〟に目が向きがちですが、「手先が器用」「計算が速い」など、本人が得意なことを見つけてあげましょう。また、小さなことでもできたことを認め、積極的にほめてあげてください。

## ローゼンバーグの自尊感情尺度

以下の10の質問に対し、１点から４点までの４段階で点数をつける。合計点が高いほど自尊感情が高い。（日本人の平均は28点くらい）

〈1、3、4、7、10の点数〉
強くそう思う………４
そう思う……………３
そう思わない………２
強くそう思わない…１

〈2、5、6、8、9の点数〉
強くそう思う………１
そう思う……………２
そう思わない………３
強くそう思わない…４

| | 質問内容 | 点数 |
|---|---|---|
| 1 | 私は自分自身にだいたい満足している | |
| 2 | 時々、自分はまったくだめだと思うことがある | |
| 3 | 私にはけっこう長所があると感じている | |
| 4 | 私は、他の大半の人と同じくらい物事がこなせる | |
| 5 | 私には誇れるものが大してないと感じる | |
| 6 | 時々、自分は役に立たないと感じることがある | |
| 7 | 自分は少なくとも他人と同じくらい価値がある人間だと思う | |
| 8 | 自分のことをもう少し尊敬できたらと思う | |
| 9 | よく自分は落ちこぼれだと思ってしまう | |
| 10 | 私は自分のことを前向きに考えている | |
| 合計点 | | |

＊上記の自尊感情尺度は成人用。
幼い子どもには、子ども用の尺度が用いられる。

## 自尊感情を高めるために

得意なことがあると、つらい状況になっても自信を保つことができます。さらに、他人からほめられると、自尊感情が高まり、“生きづらさ”を克服することができます。

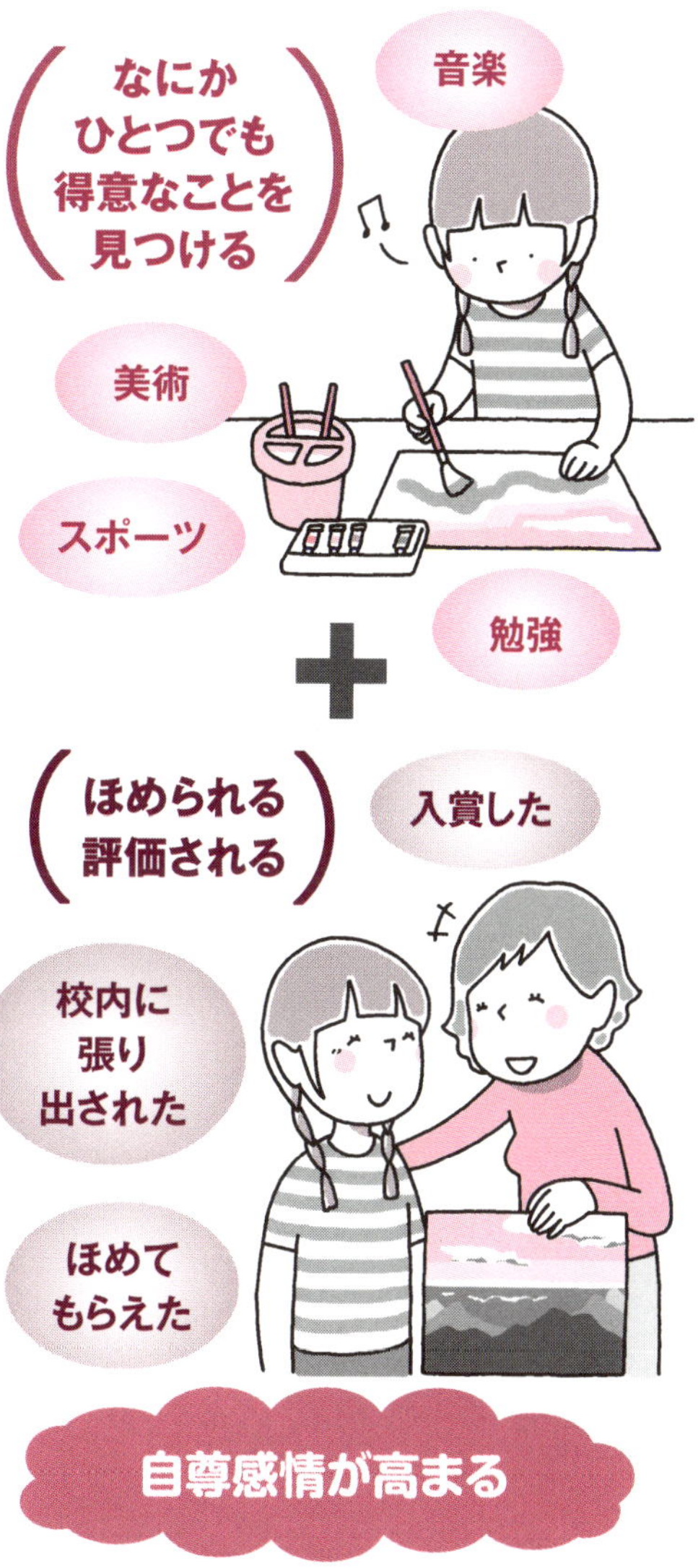

なにかひとつでも得意なことを見つける
音楽
美術
スポーツ
勉強
ほめられる評価される
入賞した
校内に張り出された
ほめてもらえた
自尊感情が高まる

ケーススタディ

# つらい「うつ」は、ADHDの二次障害だった！

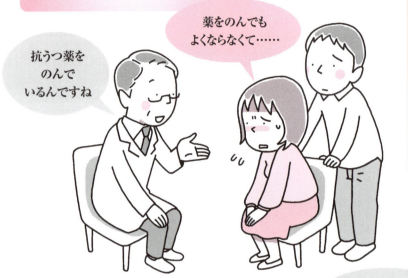

**1** ADHDの症状を心配して、夫のすすめで受診したYさん。いちばんの悩みは、抗うつ薬をのんでもなかなか治らない「うつ」でした。

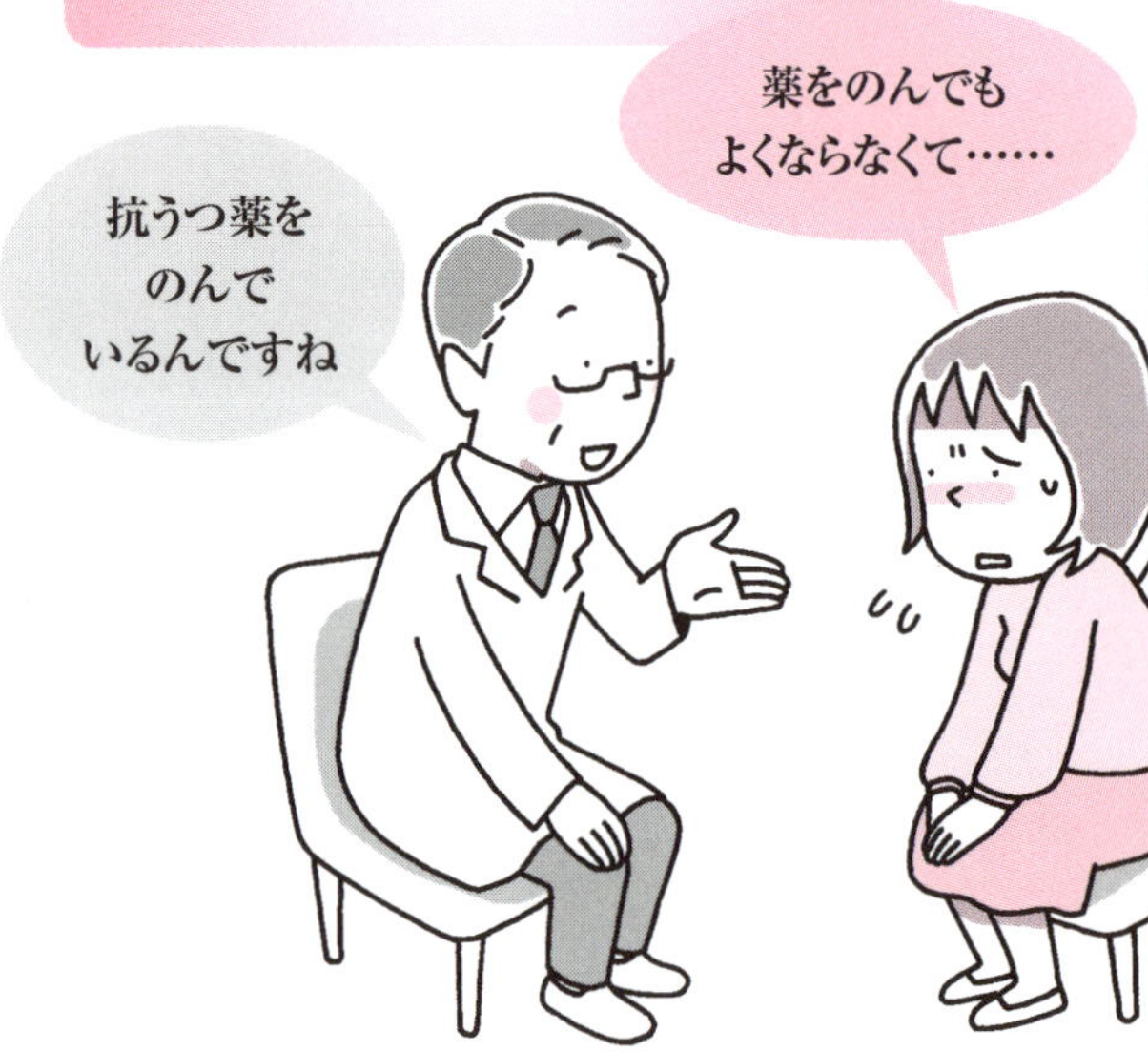
薬をのんでも よくならなくて……
抗うつ薬を のんで いるんですね

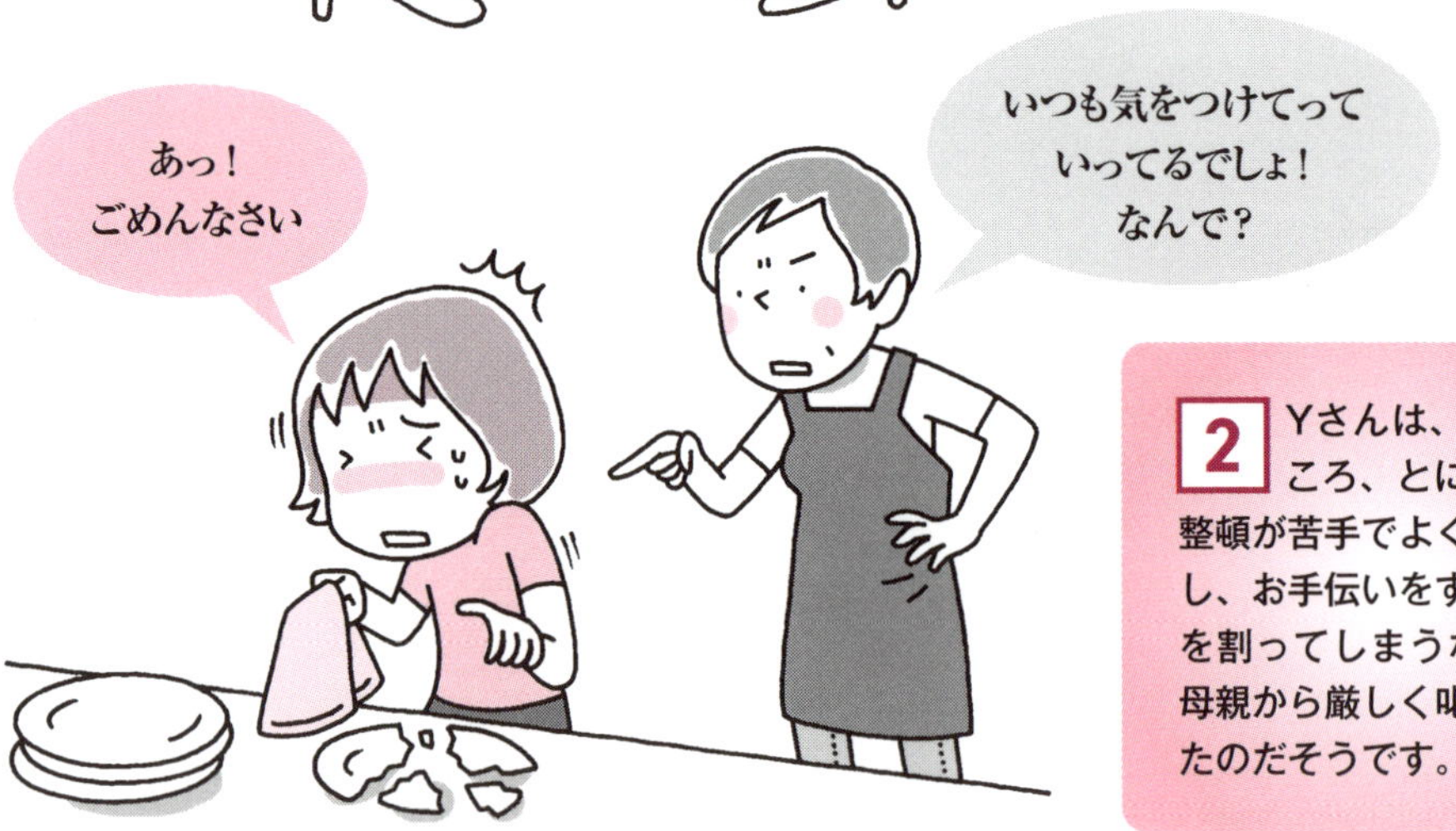
いつも気をつけてって いってるでしょ！ なんで？
あっ！ ごめんなさい

**2** Yさんは、子どものころ、とにかく整理整頓が苦手でよく物をなくし、お手伝いをするとお皿を割ってしまうなどして、母親から厳しく叱られていたのだそうです。

郵便はがき

料金受取人払郵便

小石川局承認

1155

差出有効期間
2026年6月30
日まで

112-8731

東京都文京区音羽二丁目
十二番二十一号

講談社第一事業本部企画部
からだとこころ
編集チーム 行

（フリガナ）
ご芳名

男・女（　　歳）

メールアドレス

ご自宅住所　（〒　　　　　）

ご職業　1 大学院生　2 大学生　3 短大生　4 高校生　5 中学生　6 各種学校生徒
7 教職員　8 公務員　9 会社員（事務系）　10 会社員（技術系）　11 会社役員
12 研究職　13 自由業　14 サービス業　15 商工業　16 自営業　17 農林漁業
18 主婦　19 家事手伝い　20 フリーター　21 その他（　　　　　　）

★今後、講談社から各種ご案内やアンケートのお願いをお送りしてもよろしいでしょうか。ご承諾いただける方は、下の□の中に○をご記入ください。

□ 講談社からの案内を受け取ることを承諾します

TY 000062-2405

# 愛読者カード

ご購読ありがとうございます。皆様のご意見を今後の企画の参考にさせていただきたいと存じます。ご記入のうえご投函くださいますようお願いいたします（切手は不要です）。

お買い上げいただいた本のタイトル

●本書をご購入いただいた動機をお聞かせください。

●本書についてのご意見・ご感想をお聞かせください。

●今後の書籍の出版で、どのような企画をお望みでしょうか。
興味のある分野と著者について、具体的にお聞かせください。

●本書は何でお知りになりましたか。
1. 新聞（　　　） 2. 雑誌（　　　） 3. 書店で見て
4. 書評を見て 5. 人にすすめられて 6. その他

**3** 学生時代は、授業を聞きながらノートが取れなかったり、自己肯定感が低く、いじめられていたりしたそうです。大人になった今もかたづけができず、もの忘れをよくするなどの困りごとを抱えていました。

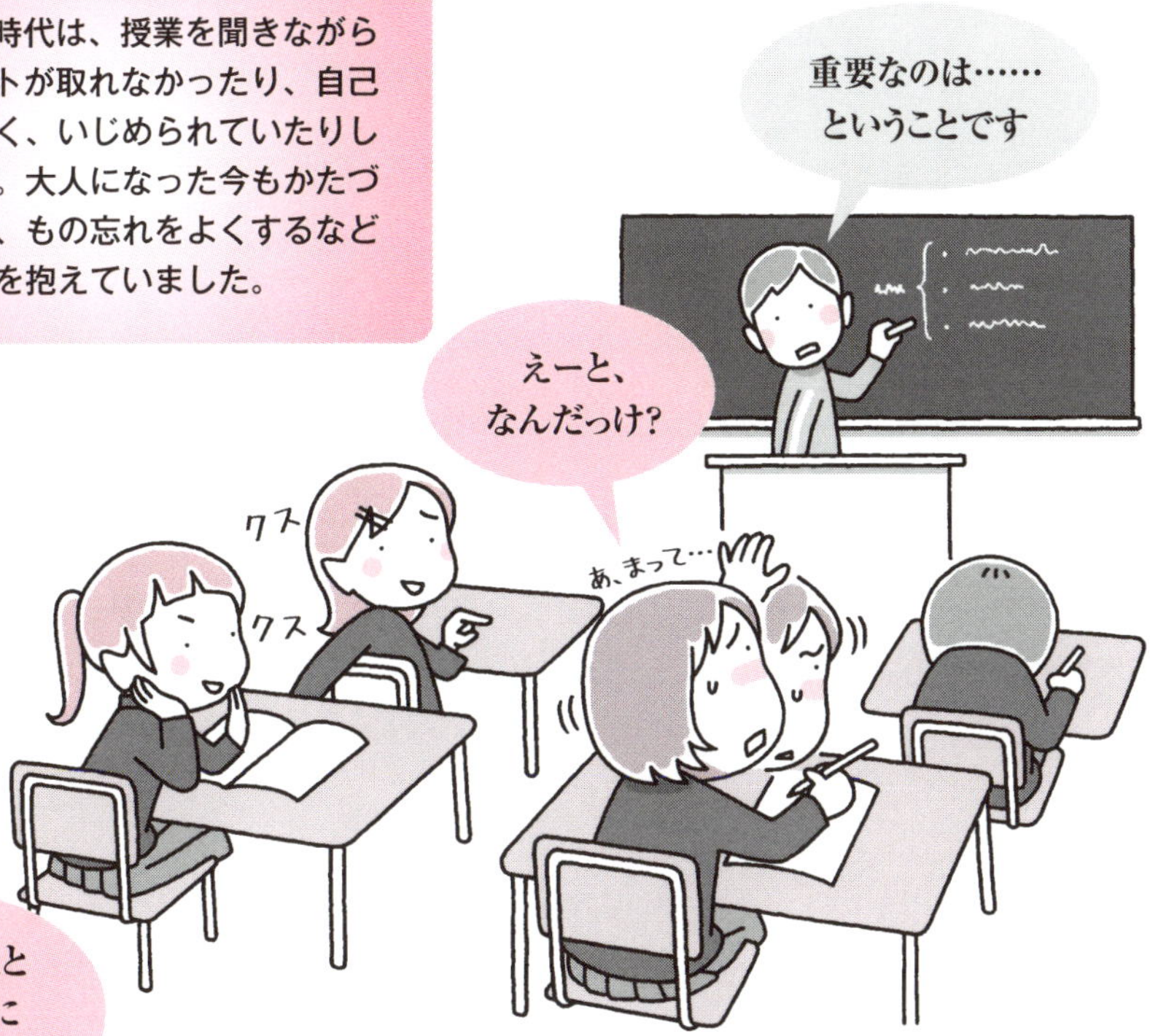
重要なのは……
ということです
えーと、
なんだっけ？
クス
クス
あ、まって…

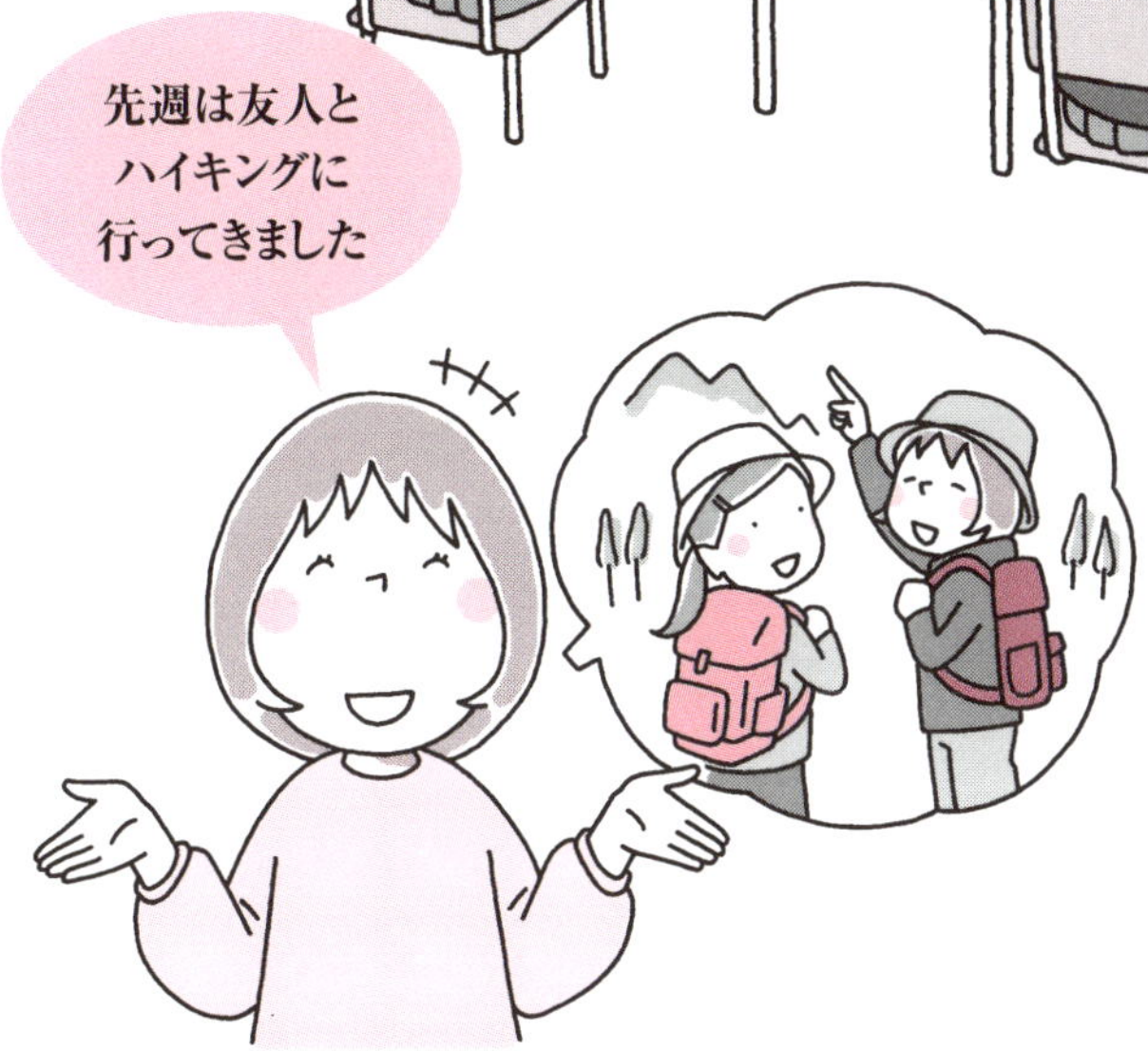
先週は友人と
ハイキングに
行ってきました

**4** YさんはADHDで、うつは二次障害の可能性が高いため、コンサータ（→P54）の服用をすすめられました。服薬をはじめて1ヵ月、再受診したYさんは、見違えるほど明るく、うつ症状もほとんどなくなっていました。

現在では、うつはすっかりよくなり、
抗うつ薬ものまずに過ごしている

COLUMN

## 診断を受ける？ 受けない？

### 診断はADHDと向きあい方針を決めるための第一歩

日本では「障害」や「精神疾患」に対し、ネガティブなイメージが根強くあります。そのため、「ふつうの子どもとは違う」「もしかして発達障害かも？」と感じていても、診断を受けるのをためらう方もいるようです。

しかし、ADHDは、障害や精神疾患というよりも、性格や個性のようなものと考えられます。思考や行動には人それぞれの癖があり、ADHDもそのひとつなのです。したがって、ADHDの診断を受けたら、「この子の個性がはっきりわかったのだ」と考えて、まっすぐ向きあえばよいのではないでしょうか。

ADHDは治療法も確立されています。特性を抑えるだけでなく、学業成績の向上や二次障害の予防効果も明らかになっています。診断を受けることは、現在の〝困りごと〟を軽減するための第一歩になるはずです。

### 一方で過剰検査や誤診の課題もある

セカンドオピニオンで来院する子どものなかには、不必要な検査を受けていたり、誤診されたりしているケースも少なくありません。ADHDの診断では、病気や発達に関する詳細な聞き取りが欠かせません。診断を受けるにあたっては、チェックリストや知能検査などで簡単に診断できるものではないことも知っておいてください。

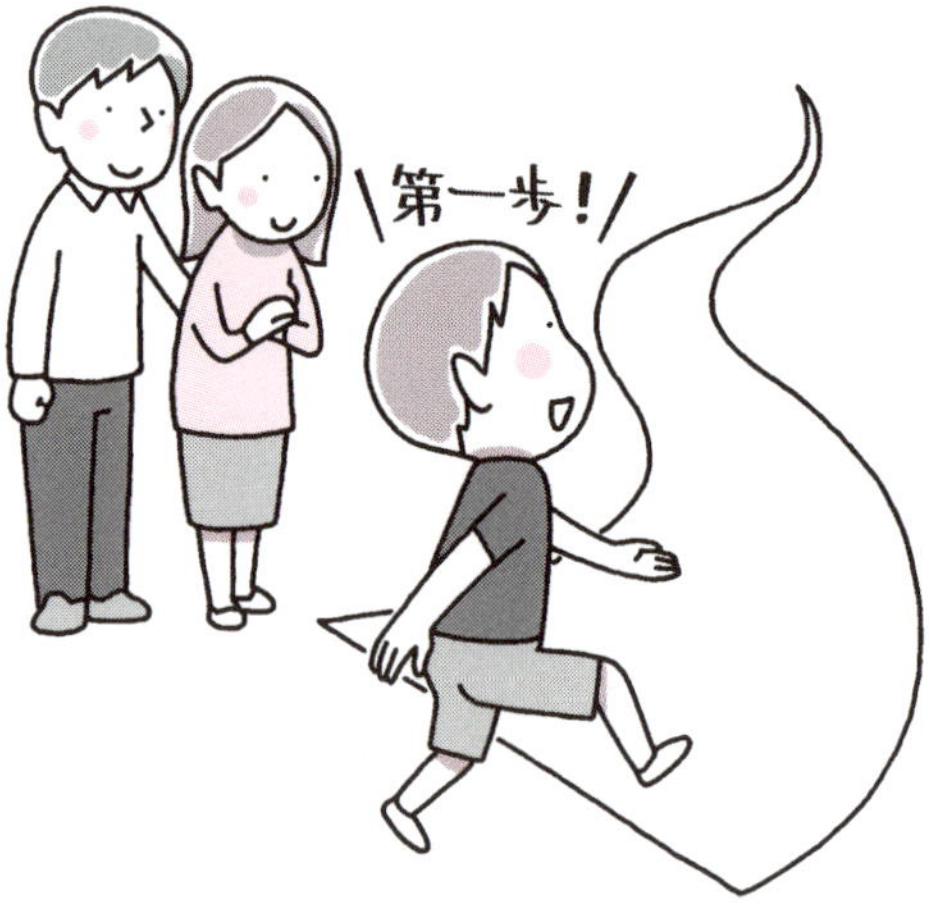

3

# 専門医のかかり方と治療法

ADHDがほかの発達障害と大きく違うのは、
薬物療法が確立されているところです。
適切な診断を受け、医師の指示通りに服薬することで、
多動性や衝動性はかなり抑えることができます。
この章では、専門医のかかり方や診断、治療法の基本について解説します。

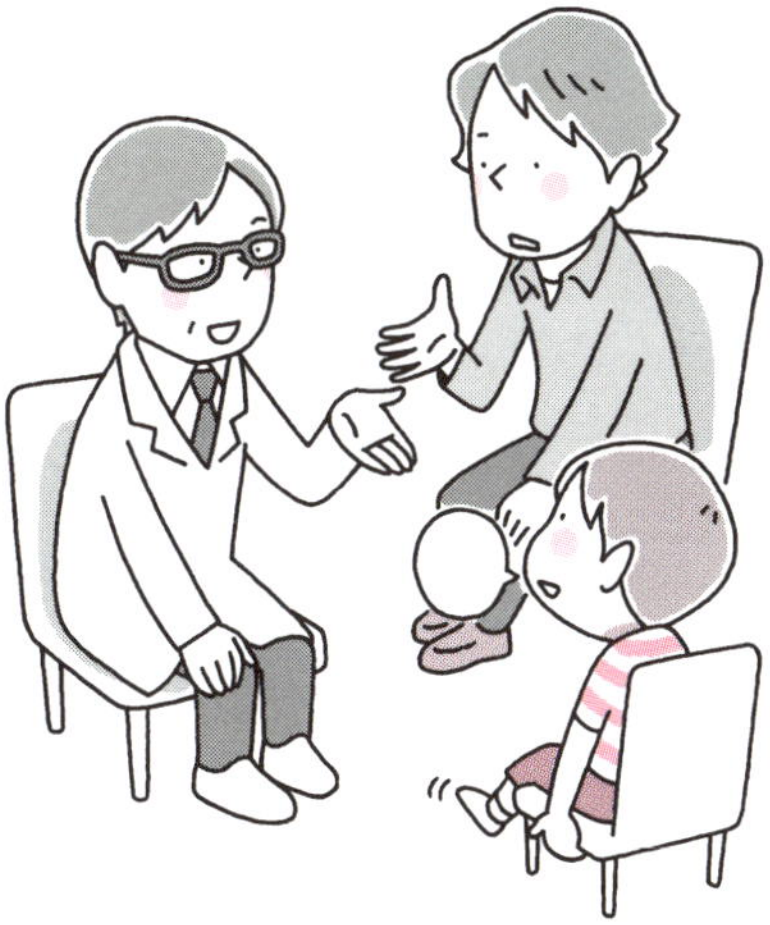

受診先

# どんな病院を受診すればいい？

**発達障害のきちんとした診断があれば、一人ひとりの子どもの状態に応じた治療やサポートがおこないやすくなります。どの医療機関を受診すればよいのか、受診前の準備について知っておきましょう。**

## 発達障害の専門医を受診する

ＡＤＨＤの診療を専門的におこなっているのは、小児神経科あるいは児童精神科です。

日本小児神経学会のホームページで、発達障害の診療をおこなう医師のリストが公開されていますから、参考にしてください。

発達障害者支援センターなどの相談窓口で、近隣の医療機関を紹介してもらうこともできます。

ＡＤＨＤの診断は、診断基準にあげられている症状の有無から、総合的に判断されます。正確な診断のためには、子どもの情報が不可欠。受診の際は、子どもの成育歴やふだんの様子がわかるメモなどを準備しておきましょう。

### 発達障害の診断はどこで受ける？

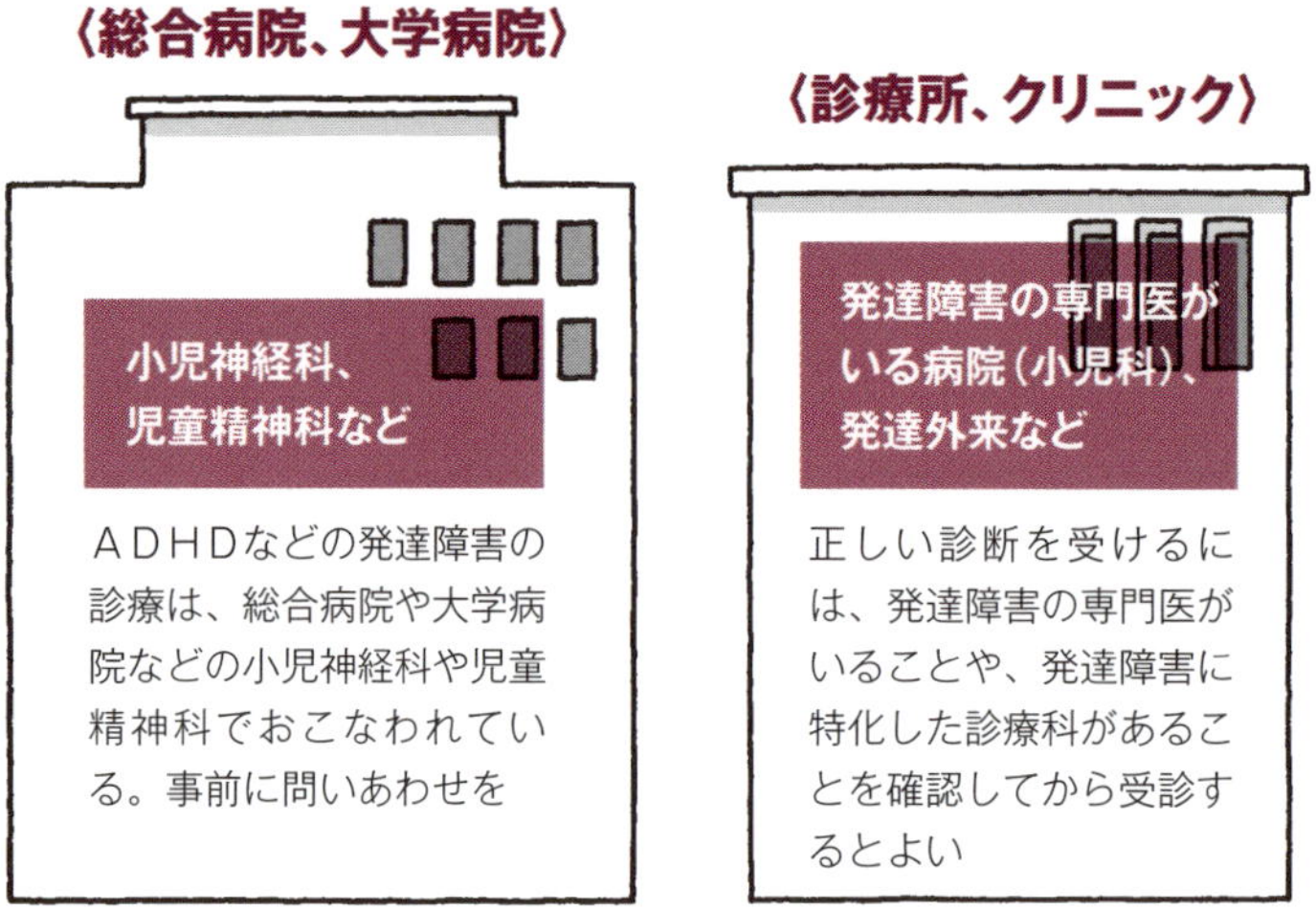
〈総合病院、大学病院〉
小児神経科、
児童精神科など
ＡＤＨＤなどの発達障害の診療は、総合病院や大学病院などの小児神経科や児童精神科でおこなわれている。事前に問いあわせを
〈診療所、クリニック〉
発達障害の専門医がいる病院（小児科）、発達外来など
正しい診断を受けるには、発達障害の専門医がいることや、発達障害に特化した診療科があることを確認してから受診するとよい

**日本小児神経学会**

https://www.childneuro.jp

日本小児神経学会のホームページでは、学会が認定する小児神経専門医と、発達障害の診療が可能な専門医のリストを公開している

小児神経
専門医名簿

発達障害診療
医師名簿

## 受診前の準備

**母子健康手帳や通知表などのほか、気になる症状や困りごともメモにして持参しましょう。**

本人が書いたノート（書字）や気持ちがわかる日記、学校での状況がわかる記録などが、診断する際、大いに役立つ

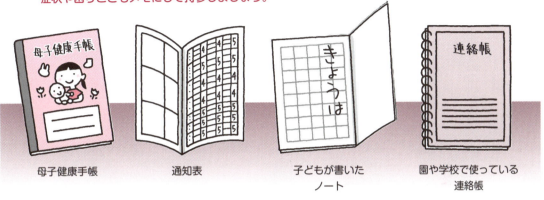

母子健康手帳　通知表　子どもが書いたノート　園や学校で使っている連絡帳

## 症状や困りごとをまとめておく

学校で先生から指摘されたことやよく注意されることなど、日常生活のどんな場面で困りごとを抱えているかをまとめておくと、状況が正確に伝わりやすい

| | |
|---|---|
| 学校で | 例：先生から座っていられない、授業中に歩き回ることが多いと言われた |
| 生活の中で | 例：かたづけができない。プリントなどをすぐなくす |
| 対人関係で | 例：友だちとケンカになることが多い。仲間外れになっているようだ |
| 外出先で | 例：電車の中でも大きな声でしゃべったり、つり革にぶら下がったりする |

気づいたこと、相談したいことを書き込もう

診察

# 診察室ではどんなことをする？

診察室では、子ども本人と親の面談がおこなわれます。医師が直接子どもとコミュニケーションをとったり、ふるまいをみたりして、診断材料を集めます。

## 反応やふるまいから子どもの発達状態をみる

診察は問診が中心です。子どもには簡単な質問をして、受け答え方やふるまいから、年齢相応の発達がみられるか、コミュニケーション能力が備わっているかなどを確認します。親には、出生時の様子や成育歴についてたずねます。母子健康手帳などで確認しておきましょう。

診断には、園や学校の先生の意見も重要です。可能であれば評価リスト（→P47）に回答してもらい、持参するとよいでしょう。

そのほか、発達検査や知能検査をおこなうことがあります。通常は初診で確定診断をつけず、診察を重ねて、総合的に判断します。

## 診察時の問診の様子

子どもの問診では受け答えの反応を確認します。親から子どもの成育歴なども聞き取ります。

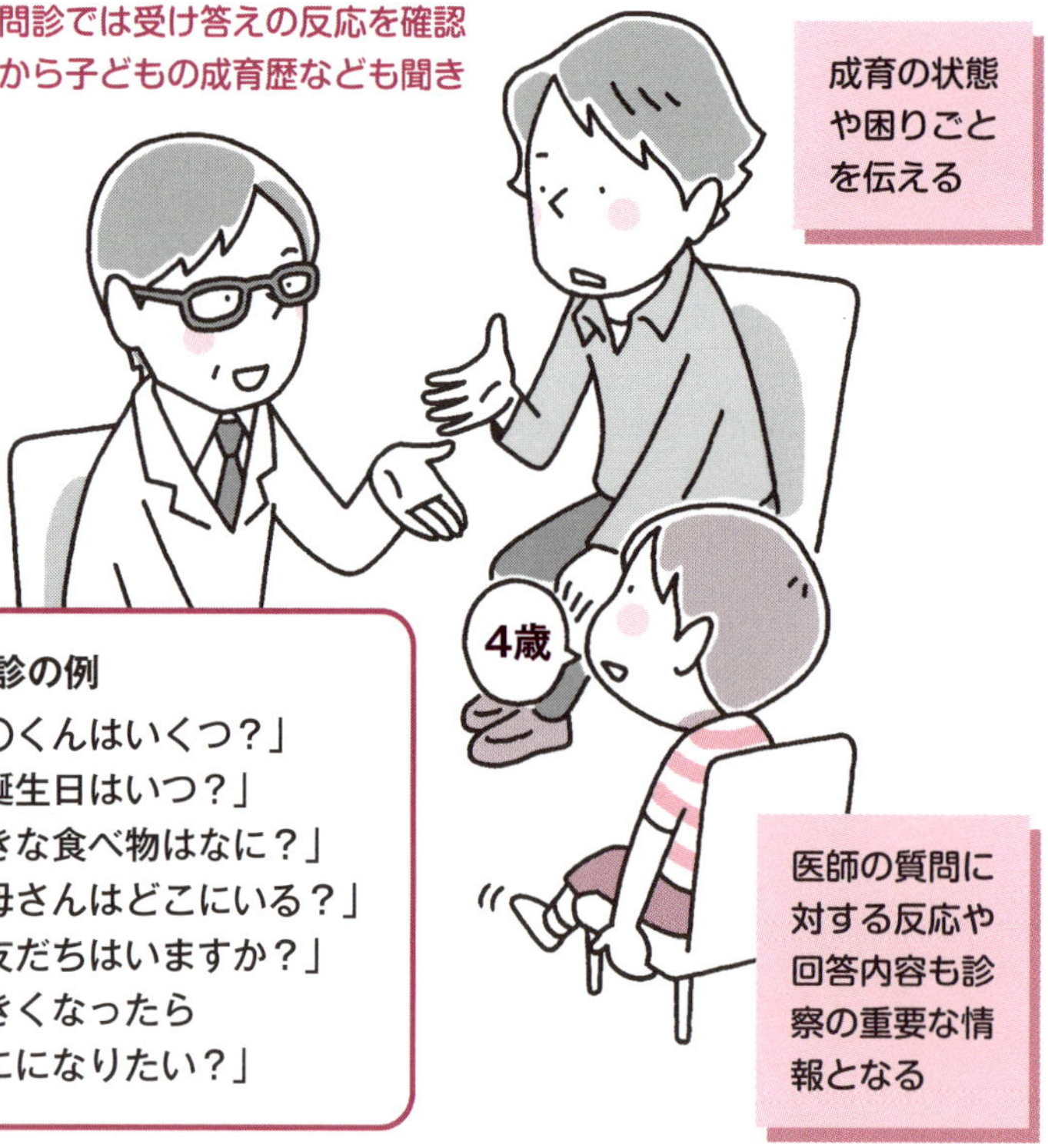
成育の状態や困りごとを伝える
4歳
医師の質問に対する反応や回答内容も診察の重要な情報となる

●問診の例

「〇〇くんはいくつ？」

「お誕生日はいつ？」

「好きな食べ物はなに？」

「お母さんはどこにいる？」

「お友だちはいますか？」

「大きくなったら
なにになりたい？」


〈4歳児のケース〉

## 親や先生がおこなう評価リスト（例）

親や先生がＡＤＨＤの症状を客観的に判断するチェックリスト（SNAP評価）です。事前にリストを渡され、受診時に回答を持参するよう指示されることもあります。

| | 評価項目 | まったくない 0点 | 時々 1点 | しばしば 2点 | いつも 3点 |
|---|---|---|---|---|---|
| 注意欠如 | いったんはじめたことを最後までやりきれない | | | | |
| | しばしば人のいうことを聞いていないようにみえる | | | | |
| | すぐに気が散る | | | | |
| | 集中力が必要な宿題などをやりとげることができない | | | | |
| | 遊んでいてもすぐに飽きてしまう | | | | |
| 衝動性 | よく無思慮に行動する | | | | |
| | １つのことに熱中したかと思うとすぐにほかのことに気が移る | | | | |
| | 課題を順序立てておこなえない | | | | |
| | なにをするにもつきっきりの指導が必要 | | | | |
| | ゲームや遊びの順番を待てない | | | | |
| 多動性 | 走りまわったり、高いところにすぐに上がったりする | | | | |
| | 静かに座っていられない | | | | |
| | いつもモーターで動かされているかのように動きまわる | | | | |
| 友人関係 | すぐにぶったりケンカをする | | | | |
| | ほかの子から嫌われている | | | | |
| | 他人のじゃまをよくする | | | | |
| | 他人に命令ばかりする | | | | |
| | ほかの子どもをよくいじめる | | | | |
| | 集団の遊びに参加しない | | | | |
| | すぐにかんしゃくを起こす | | | | |
| 合計 | | 点 | | | |

（SNAP rating scaleより一部抜粋）

診断

# 正確な診断は支援につながる第一歩

ADHDは体の病気のように、血液検査や画像検査をすれば診断がつくというものではありません。問診とともに、親や先生から集めた情報を「診断基準」に照らしあわせて、総合的に判断していきます。

## DSM-5が世界的な基準として用いられている

ADHDの診断は「診断基準」にもとづいておこなわれます。

ADHDの診断でももっとも広く使われているのが、アメリカ精神医学会の「DSM-5（『精神疾患の分類と診断の手引』第五版）」です。WHOの「ICD-11（『国際疾病分類』第一一版）」もよく用いられています。

DSM-5の場合、「不注意、あるいは多動・衝動性にあげられた症状項目が六つ以上あり、日常生活に支障をきたしている」「症状項目が二つ以上の場所で見られ、少なくとも半年以上続いている」ことなどが診断の要件となっています。

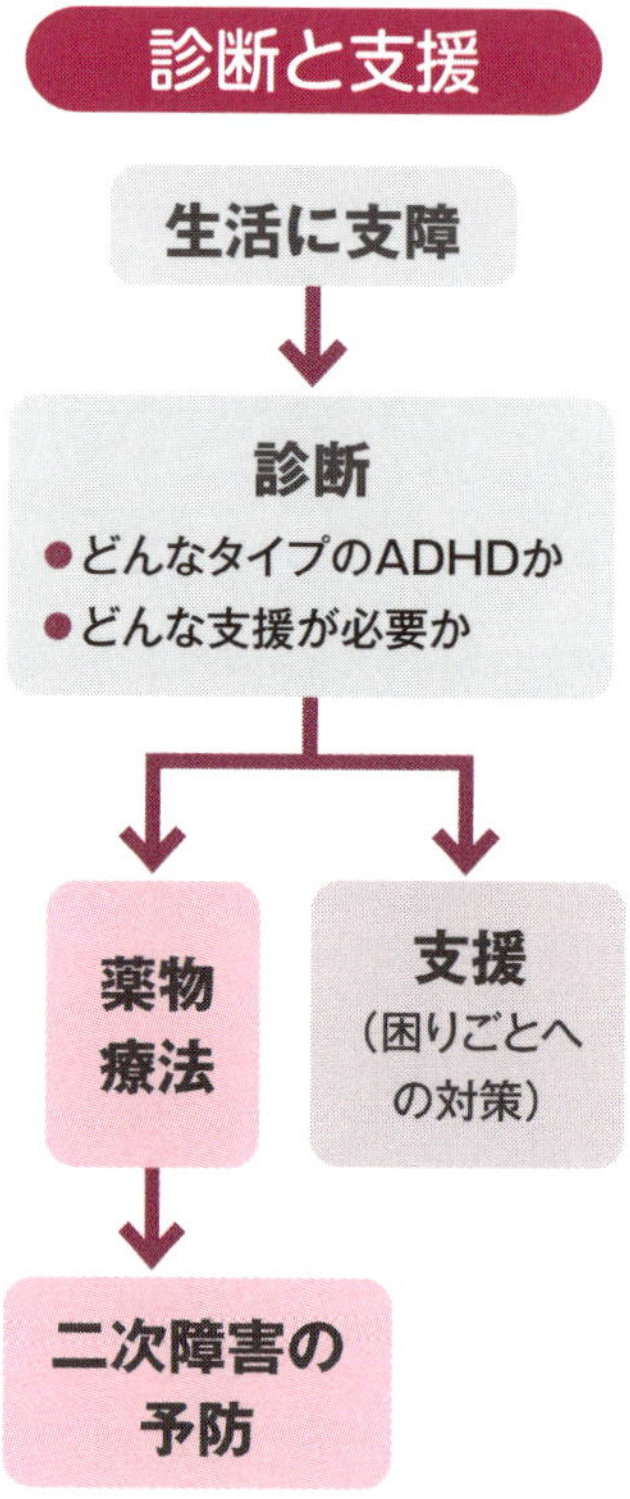

診断と支援
生活に支障
診断
●どんなタイプのADHDか
●どんな支援が必要か
薬物療法
支援（困りごとへの対策）
二次障害の予防


ADHDのタイプや必要な支援を見極めて、生活の困りごとを軽減していく

## 支援策を見つけるために診断がおこなわれる

子どもにADHDの診断がくだされると、ショックを受ける人もいるようです。しかし、診断は子どもを「選別」するものではありません。診断の目的は、子どもの抱える困りごとを明らかにし、適切な支援策を見つけること。正しい診断がつけば、親としてもサポートしやすくなるでしょう。

ただ、ADHDには三つのタイプがあるうえ（→P22）、ASD（自閉スペクトラム症）やLD（学習障害）などとの併存（→P24）も多くみられます。また、症状の現れ方は個人差が大きく、すぐに診断がつかないこともあります。

診断について不安や疑問があれば、率直に医師にたずねてみてください。セカンドオピニオンを受けるのも選択肢の一つです。

# DSM-5の診断基準

| | |
|---|---|
| A | 持続する不注意あるいは多動／衝動性行動パターン（ないしはその両者）で以下の（1）あるいは（2）（ないしはその両者）の特徴のために生活機能や発達に支障をきたしている |
| 不注意 | （1）下記のうち6つ（あるいはそれ以上）の症状が少なくとも6ヵ月以上持続し、またそれらの行動特徴が発達レベルとあわず、社会生活や学業・就業に直接影響を与えている<br>（注記）これらの症状は、反抗や挑戦、敵愾心によるもの、あるいは課題や指示を理解できないためではない。思春期以降の年長者や成人（17歳以上）では、少なくとも5つ以上の症状を満たすこと<br>(a)細かいことに注意がいかない。あるいは学校での学習、仕事場、そのほかの活動において不注意なミスをしばしばおかす（例：細かなことを見逃す、あるいは間違える、仕事が不正確）<br>(b)課題や遊びにおいて、しばしば注意を持続することが困難である（例：講義や会話、あるいは長文を読むときに持続して集中力を保つことができない）<br>(c)しばしば直接話しかけられても、聞いているようには見えない（例：明らかに注意を逸らす要因がないのに、心ここにあらずの状態）<br>(d)しばしば出された指示を最後までやり遂げられない。また学校の宿題や命じられた家事、あるいは職場での仕事を終わらすことができない（例：仕事は始めるがすぐ集中できなくなり、横道に逸れてしまう）<br>(e)しばしば課題や活動を順序立てておこなうことが困難である（例：連続的な課題をこなすことが困難、材料や私物を整理整頓することが困難、雑然とし乱雑な仕事、下手な時間管理、締め切りに間にあわない）<br>(f)しばしば精神的努力を要するような仕事を避けたり、嫌がる、あるいはいやいやおこなう（例：学校の宿題や家庭学習、年長の青年や成人では、レポートの準備、書類完成、長い論文に目を通すことなど）<br>(g)しばしば課題や活動に必要な物をなくす（例：教材、鉛筆、本、器具類、財布、鍵、書類、メガネ、スマホ）<br>(h)しばしば外からの刺激で、気が散りやすい（年長の青年や成人では、仕事と関係ないことを考えることも〈気が散る〉原因になることがあるかもしれない）<br>(i)しばしば毎日の活動のなかで忘れっぽい（例：指示された家事をしているとき、用事を言いつけられて走っているとき、年長の青年では、電話をかけ直すこと、料金を払うこと、約束を守ることなど） |
| 多動・衝動性 | （2）下記のうち6つ（あるいはそれ以上）の症状が少なくとも6ヵ月以上持続し、またそれらの行動特徴が発達レベルとあわず、社会生活や学業・就業に直接悪影響を与えている<br>（注記）これらの症状は、反抗や挑戦、敵愾心によるもの、あるいは課題や指示を理解できないためではない。思春期以降の年長者や成人（17歳以上）では、少なくとも5つ以上の症状を満たすこと<br>(a)しばしばそわそわ手や足を動かしたり、手をバタバタ打ちつける（tap）、あるいは椅子の上でもじもじする<br>(b)しばしば椅子に座っていることが求められる状況で、席を離れる（例：教室、職場、その他の仕事場、あるいは定位置にとどまることが求められている状況で決められた席や場所を離れる）<br>(c)しばしば、そうすることが不適切な状況で、走り回ったり（家具などに）よじ登ったりする（注：青年や成人では、そわそわした気持ちを感じることに限られているかもしれない）<br>(d)しばしば、静かに遊んだり、楽しんだりすることができない<br>(e)しばしば「モーターに駆動されるように」じっとしていられない（例：レストランの中、会議中などである時間以上じっとしていられない、あるいは静かにしていることを不快に感じる、あるいは他人から見てそわそわしている、あるいは我慢できないように見える）<br>(f)しばしば喋りすぎる<br>(g)質問が終わる前に出し抜けに答えてしまう（例：他人の話が終わる前に、会話の順番が待てない）<br>(h)しばしば順番を待つことが困難である（例：行列に並んで待っているとき）<br>(i)しばしば他人を遮ったり、割り込んだりする（例：会話やゲームに割って入る、他人の持ち物を断りなしに、あるいは許可を得ずに使い始める、年長の青年や成人では、他の人がしていることに割り込んで、取り上げてしまう） |
| B | 不注意、あるいは多動・衝動行動のいくつかは、12歳以前に存在していること |
| C | 不注意、あるいは多動・衝動行動のいくつかは、2つ以上の状況でみられること<br>（例：家庭内、学校、あるいは職場、友人や親戚と一緒にいるとき、その他の活動において） |
| D | これらの症状が明らかに社会生活、学校生活あるいは仕事上での機能を妨げ、あるいは低下させている事実があること |
| E | 統合失調症やその他の精神疾患の症状発現時のみに現れることはないし、その他の精神疾患によって説明されないこと<br>（例：うつ病、不安障害、解離性障害、パーソナリティ障害、薬物乱用あるいはその離脱症状など） |

（American Psychiatric Association: Attention-Deficit/Hyperactivity Disorder.Diagnostic and Statistical Manual of Mental Disorders, 5th ed, American Psychiatric Publishing, 59-61, 2013より　榊原洋一訳）

# ADHDとギフテッドをあわせもっていたKくん

**1** ご両親に連れられて診察に訪れたKくん（9歳）。先入観をもたずにKくんの特性をつかむために、まず本人との対話をおこないました。対話のなかで、相手のことばの意図をくみ取ることができているか、コミュニケーションが成立するかをみます。

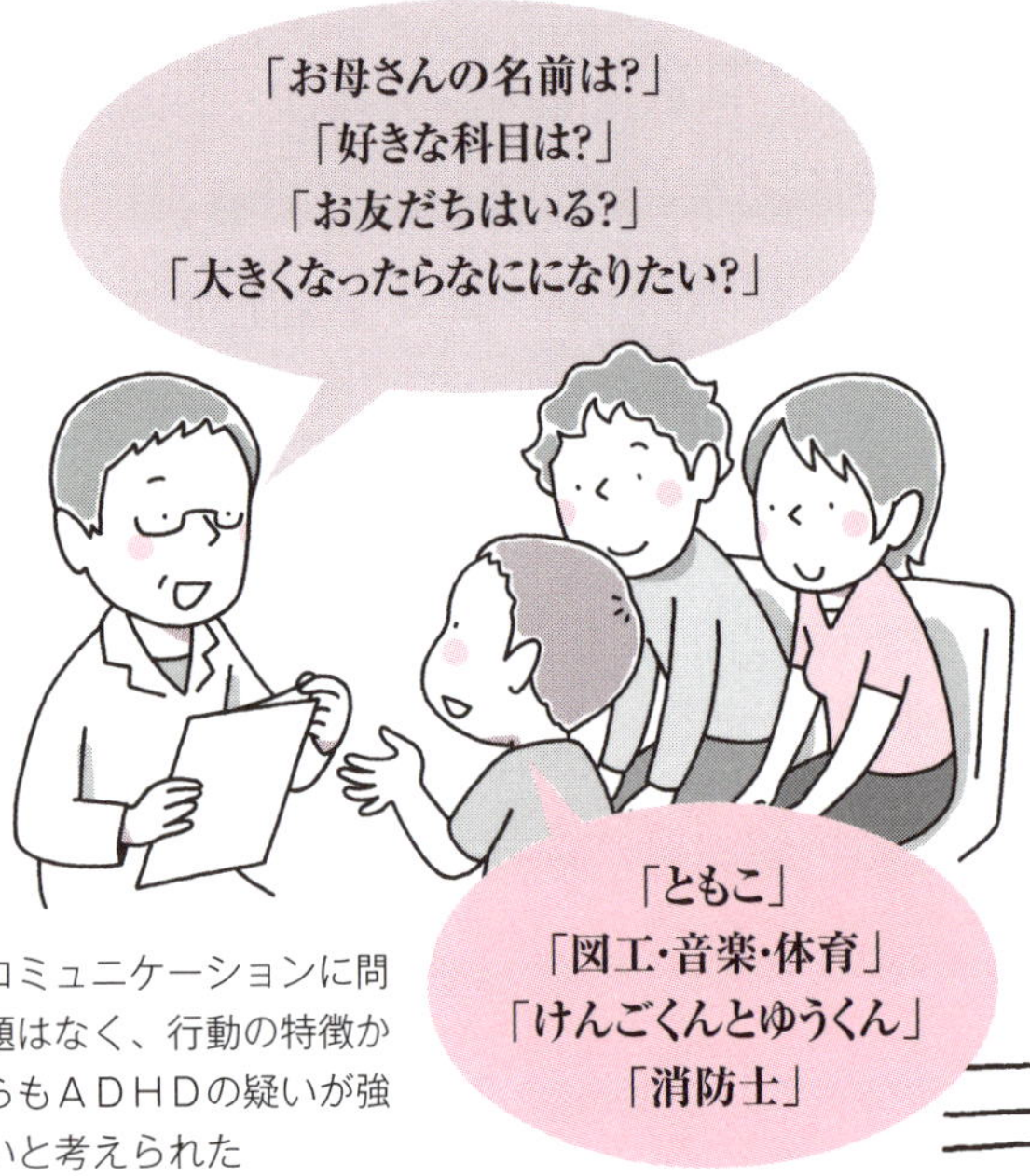
「お母さんの名前は?」

「好きな科目は?」

「お友だちはいる?」

「大きくなったらなにになりたい?」

「ともこ」

「図工・音楽・体育」

「けんごくんとゆうくん」

「消防士」


コミュニケーションに問題はなく、行動の特徴からもＡＤＨＤの疑いが強いと考えられた

**2** 次に母親に話を聞きました。Kくんは幼児期から人のいうことを聞けない、弟を追い回す、すぐにカッとなるなどの症状があったようです。別の医療機関では「高機能自閉症（現在の診断ではASD）」と診断されたのですが、両親は納得できず、診察を受けに来ました。

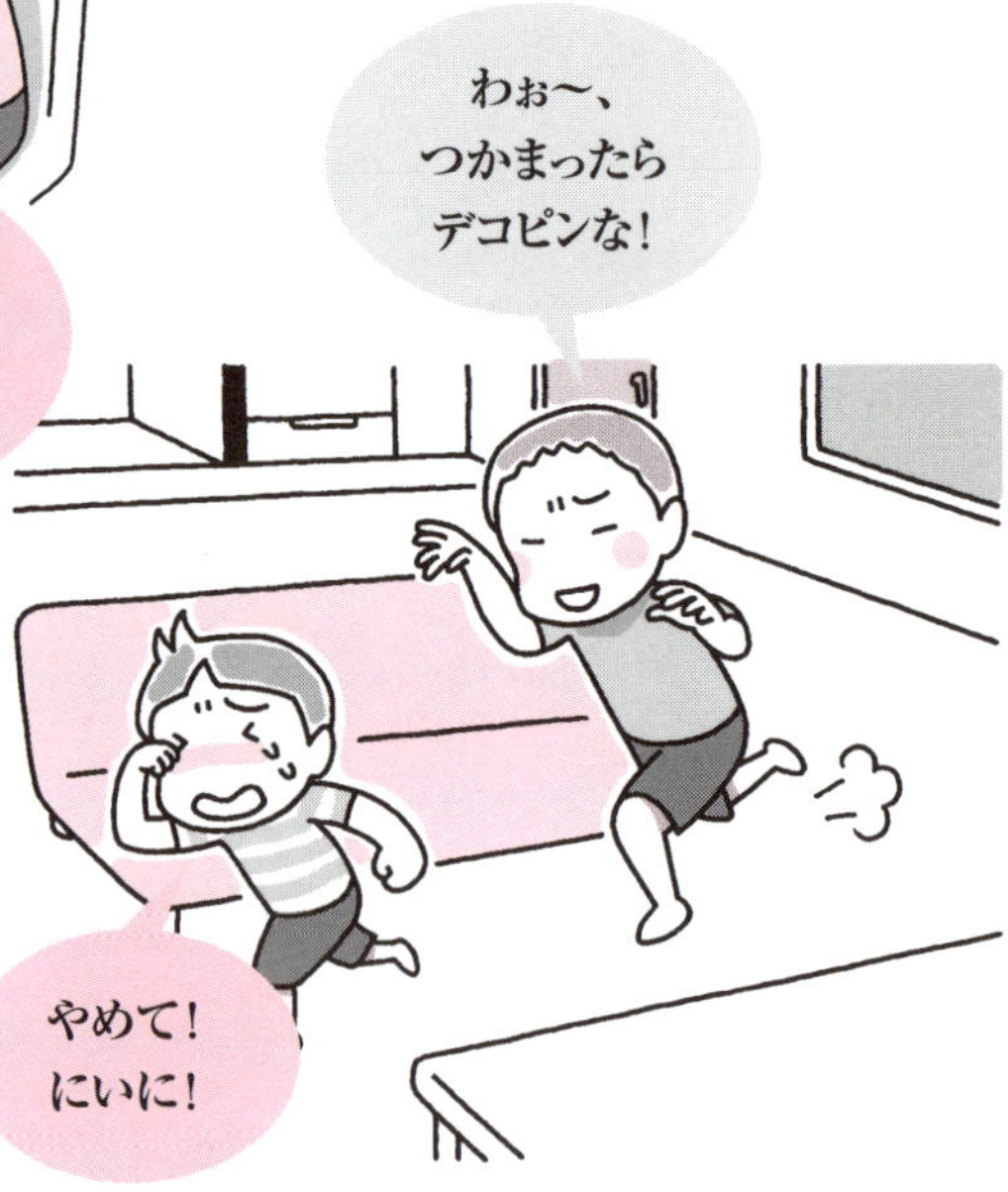
わぉ～、
つかまったら
デコピンな!
やめて!
にいに!

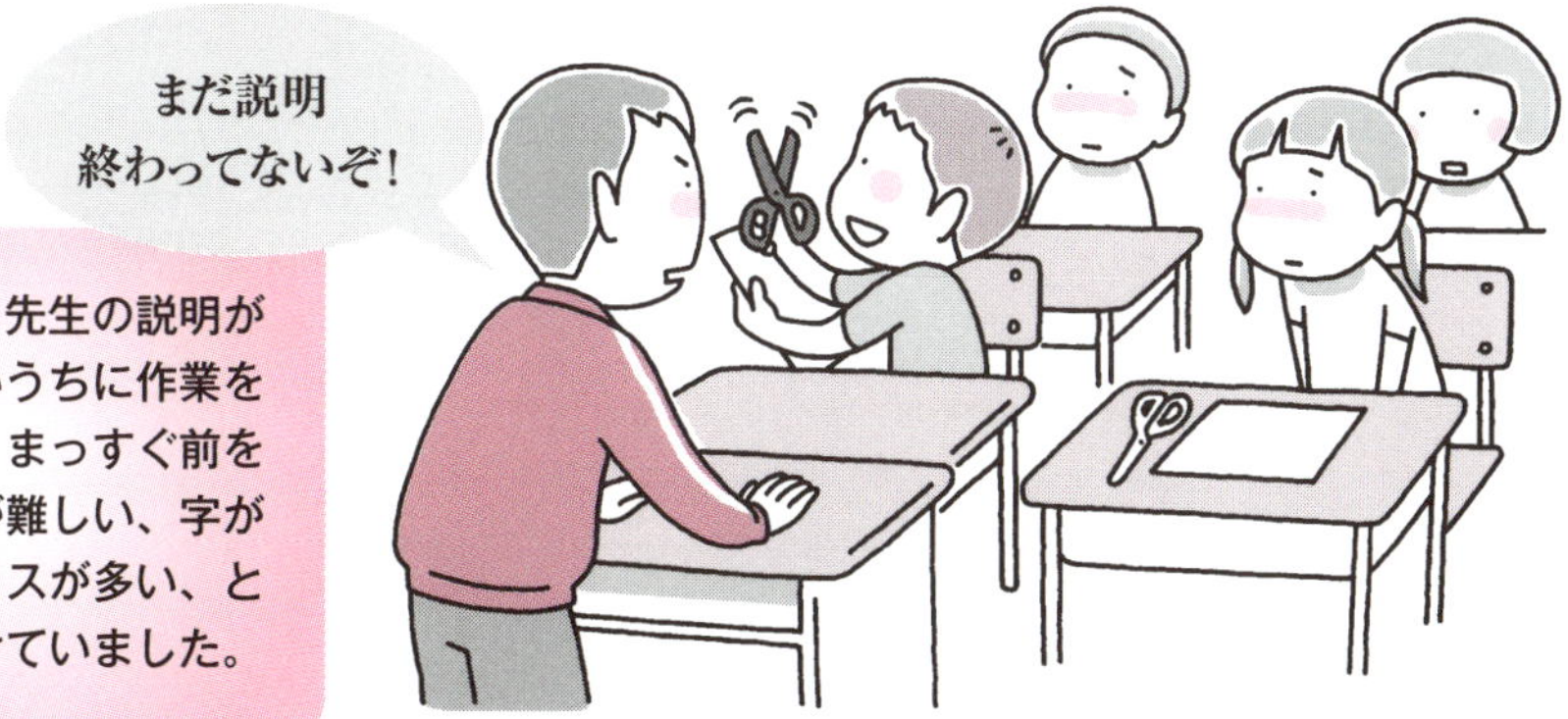


**3** 教室では、先生の説明が終わらないうちに作業をはじめてしまう、まっすぐ前を向いて座ることが難しい、字が乱雑でテストのミスが多い、といった指摘を受けていました。

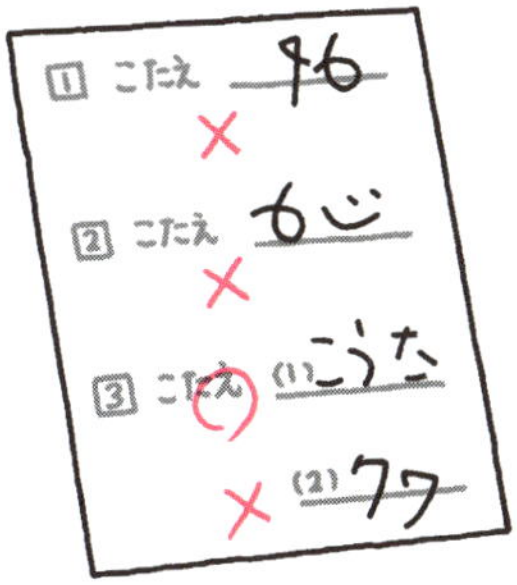


**4** 症状はすべてＡＤＨＤの特性と考えられます。また、先生はKくんを「素直な子」と評価していることからも、Kくんは相手の意図をくみ取れる子どもで、ＡＳＤではないと考えられます。

**5** 診察や成育状況、SNAP評価（→P47）、診断基準による判断、さらに知能検査が高値だったことから、KくんはADHDとギフテッドの両者の特徴をもつ「２Ｅ（二重に特別な人）」と診断しました。

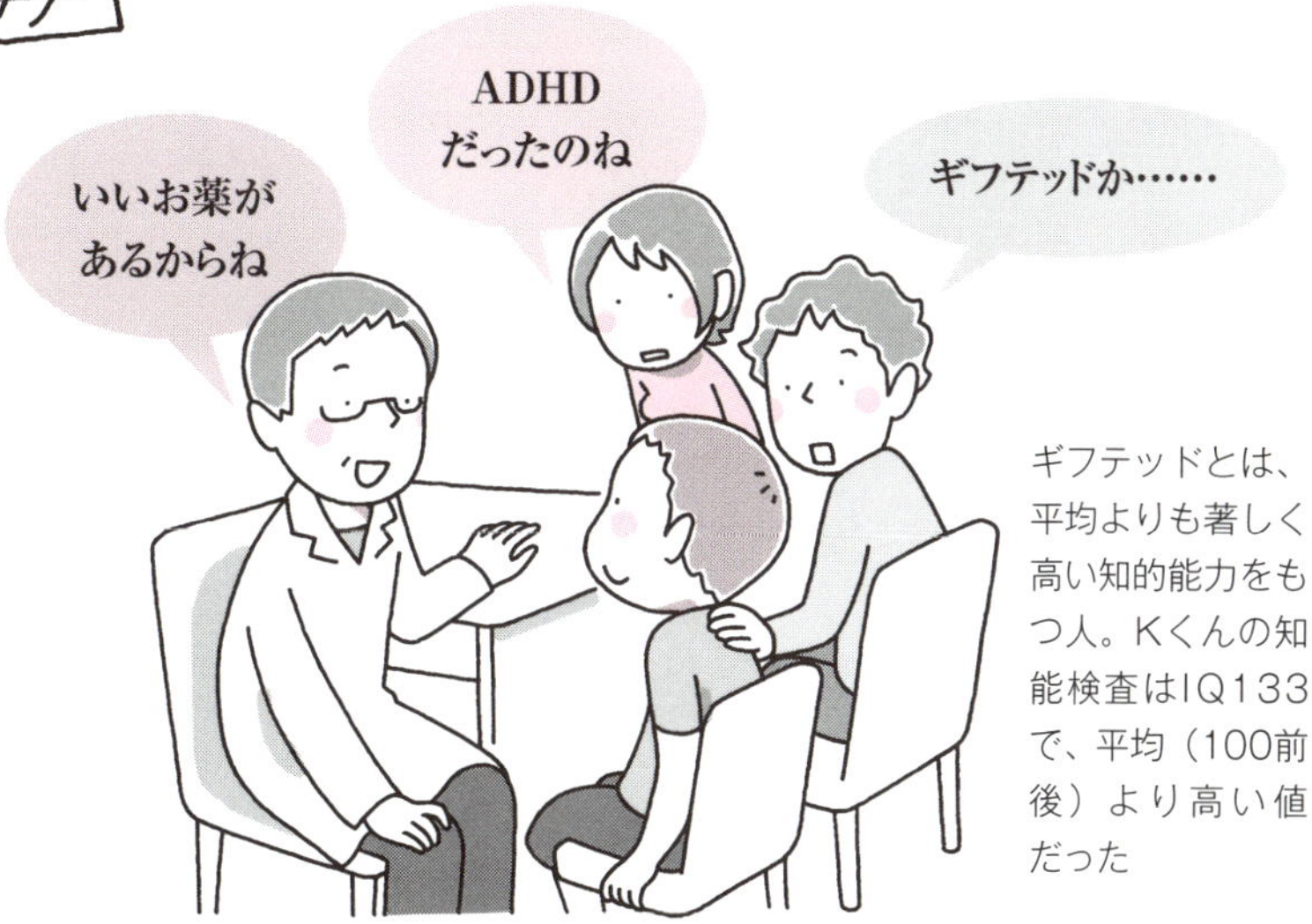


ギフテッドとは、平均よりも著しく高い知的能力をもつ人。Kくんの知能検査はIQ133で、平均（100前後）より高い値だった

治療法

# 三本柱の組みあわせで改善する

ADHDは、「薬物療法」「行動療法」「環境変容法」という三つの柱で改善することがわかっています。学業に集中でき、トラブルの少ない良好な人間関係を築ける状態を目指します。

## ADHDは治療法が確立されている

ADHDの原因である脳機能の偏りを治す治療法は、今のところありません。しかし、症状を改善させ、日常生活の困りごとを軽減する治療法は確立されています。

その一つめの柱が「薬物療法」です。多動性や衝動性を抑える効果がもっとも高く、即効性もあります。二つめが、適切な行動をとれるようにうながす「行動療法」です。そして、三つめが、環境を整える「環境変容法」です。

ADHDの特性は、大人になっても続くことがあります。コントロールする力を身につけるためにも、これら三つを組みあわせておこなうことが大切になります。

### 相乗効果を生む３つの治療法

ADHDの薬は、症状改善に高い効果をもたらすことがわかっています。薬物療法とともに行動療法や環境変容法をおこなうと、感情や行動のコントロールがより一層しやすくなります。

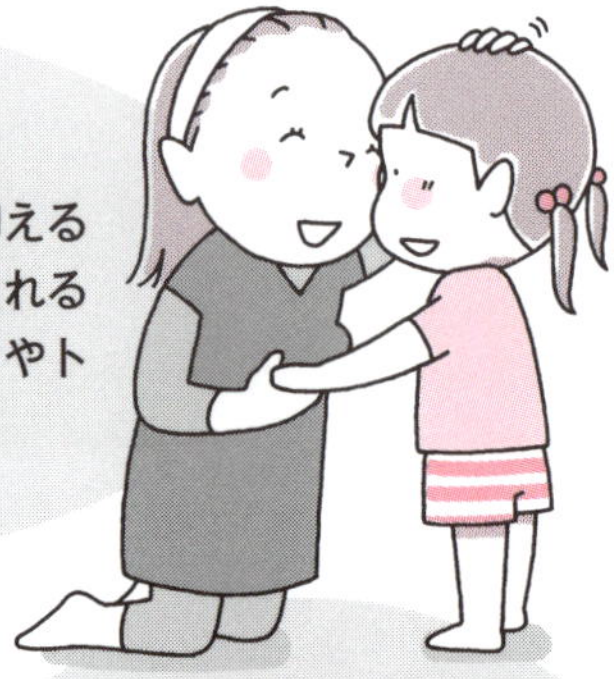

**薬物療法**

多動性、衝動性といった特性を抑える有効な薬がある。適切な行動がとれるようになり、生活の中の困りごとやトラブルを減らすことができる

**行動療法**

まわりの大人が接し方を工夫することで、不適切な行動を減らし、適切な行動をとれるよう働きかける。適切な行動を増やし、社会生活への適応力を高める

**環境変容法**

教室や自室の中の視覚刺激や聴覚刺激を減らし、集中しやすい環境を整える。また、課題の難易度や目標値、時間配分なども本人にあわせて設定する

## 薬物療法で改善した書字の変化

ADHDの子どもの文字を薬物療法の前後で比べてみました。ていねいで読みやすい文字が書けるようになっており、薬の効果は明らかです。

**Mくん**

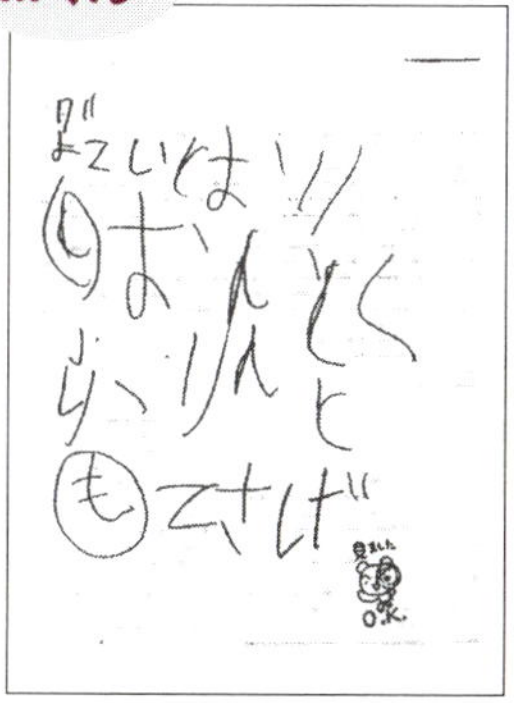

〈治療前のノート〉

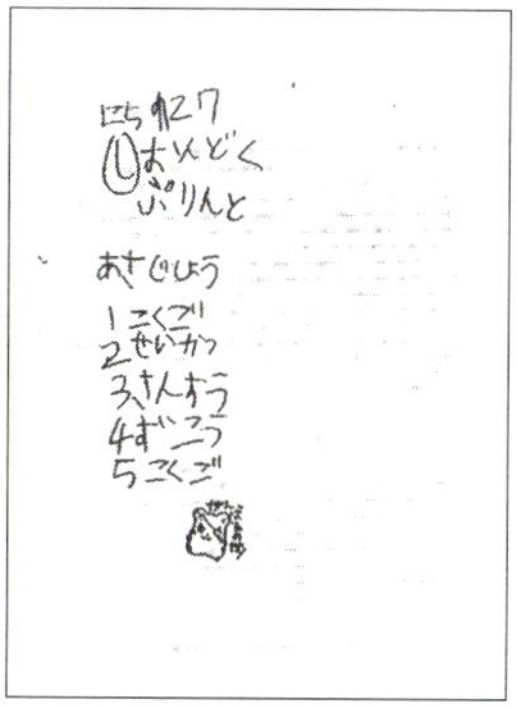

〈治療３週間後〉

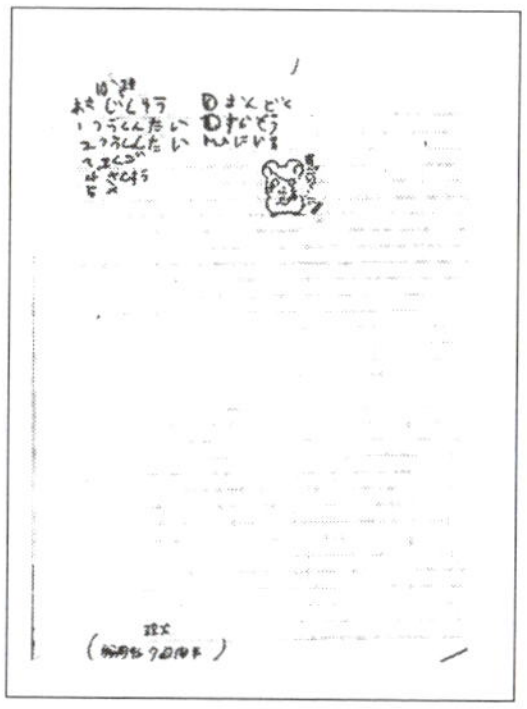

〈治療７週間後〉

**Sさん**

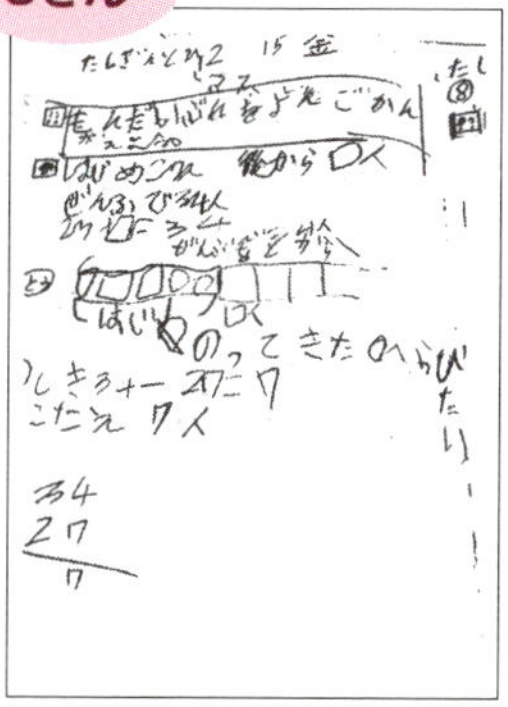

〈治療前のノート〉

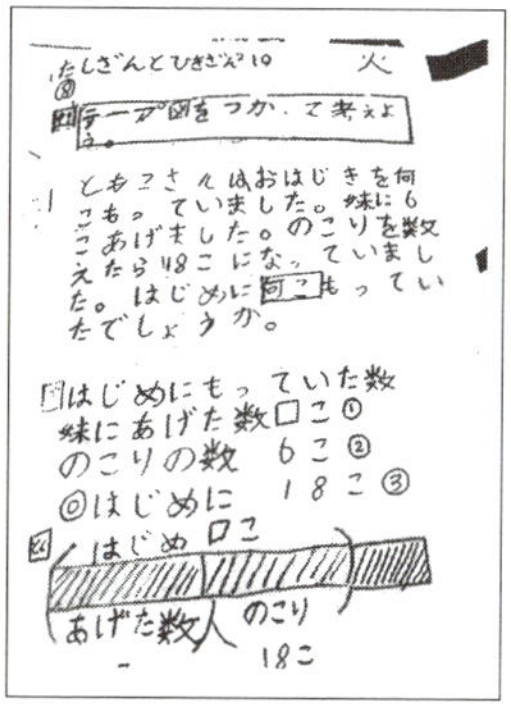

〈治療1週間後〉

薬物療法でADHDの特性が抑えられると、周囲の働きかけが受け入れやすくなるため、行動療法や環境変容法の効果も出やすくなると考えられる

**薬物療法による効果が「行動療法」や「環境変容法」の効果を広げる**

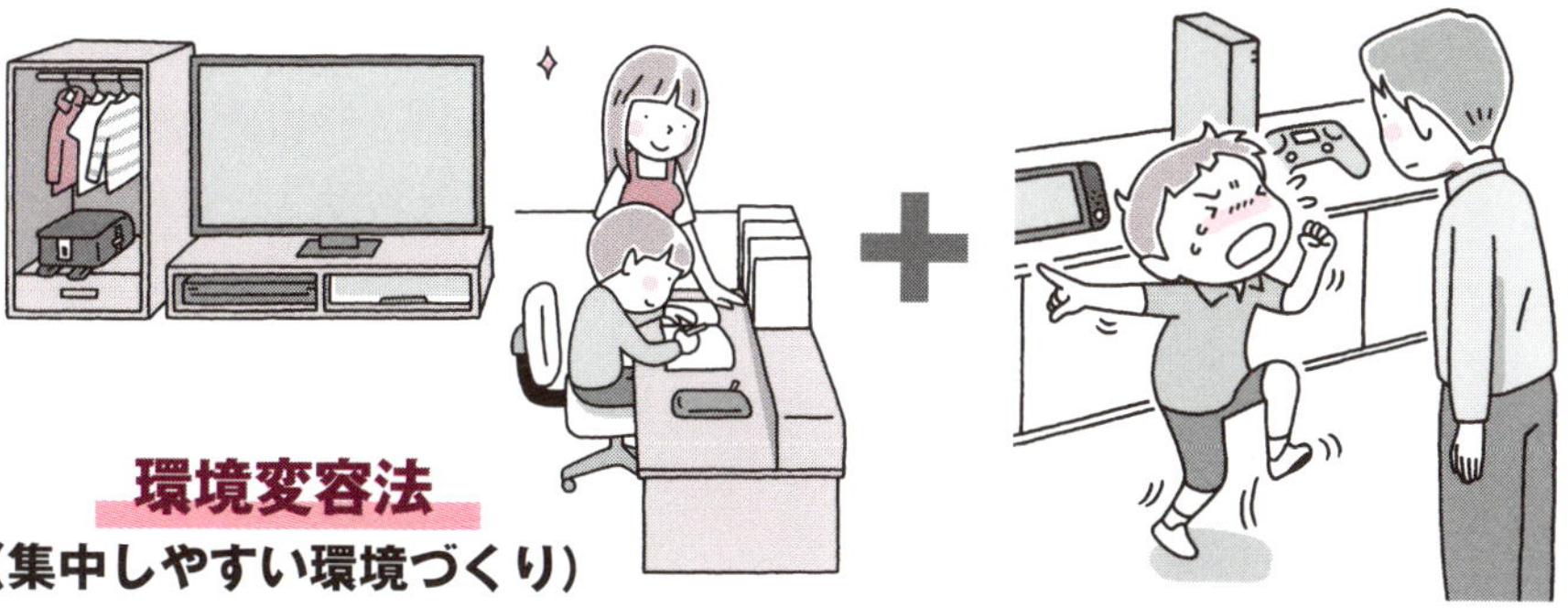

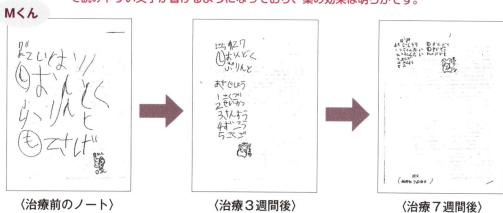

**環境変容法**

**（集中しやすい環境づくり）**

**行動療法**

治療薬①

# 中心となるのはコンサータとストラテラ

ＡＤＨＤの治療薬の中心は、「コンサータ」と「ストラテラ」、そして「インチュニブ」（→Ｐ56）です。コンサータはＡＤＨＤの患者の約八割に効果があるとされ、とくに多動性・衝動性を抑える高い効果があります。

## コンサータが作用するしくみ

ドパミンの再吸収（→Ｐ27）を阻害することで、その働きを活性化します。すると、神経伝達がスムーズになり、ＡＤＨＤの症状が抑えられます。

**特徴**

- 錠剤
- 薬効は約12時間
- 1日1回の服用

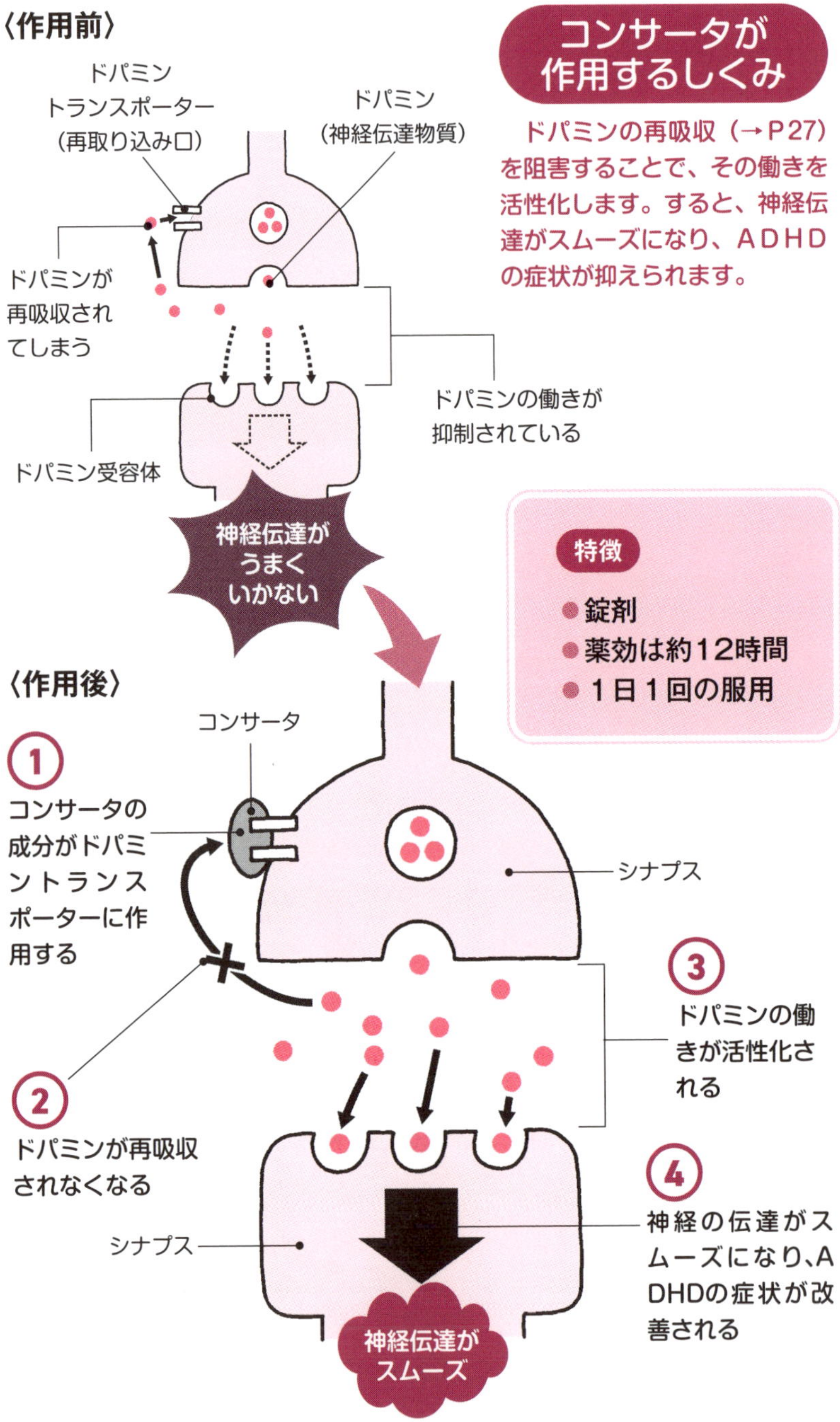

〈作用前〉
ドパミン
トランスポーター
（再取り込み口）
ドパミン
（神経伝達物質）
ドパミンが
再吸収され
てしまう
ドパミンの働きが
抑制されている
ドパミン受容体
神経伝達が
うまく
いかない
〈作用後〉
コンサータ
①
コンサータの
成分がドパミ
ントランス
ポーターに作
用する
シナプス
③
ドパミンの働
きが活性化さ
れる
②
ドパミンが再吸収
されなくなる
④
神経の伝達がス
ムーズになり、A
DHDの症状が改
善される
シナプス
神経伝達が
スムーズ

## 神経伝達に作用し、症状を改善させる

ＡＤＨＤの薬物療法でよく用いられるのは、「コンサータ（一般名：メチルフェニデート）」と「ストラテラ（一般名：アトモキセチン）」です。

コンサータは、第一選択薬としてもっとも広く使用されている薬です。効果が高く、とくに多動性・衝動性が改善されます。人の話をよく聞けるようになり、授業にも集中できます。また、落ち着いて行動できるようになります。

コンサータの効果は、服薬直後から約一二時間続きます。一時的にでも症状を軽減できれば、学業に集中できますし、トラブルが減って良好な人間関係を築くこともできるでしょう。子どもに自信がつけば自尊心が高まり、二次障害を防ぐことにもつながります。

ストラテラも、多動性や衝動性を抑える効果があります。コンサータよりもやや効果が弱く、作用時間も短いのが特徴です。

## ストラテラが作用するしくみ

ノルアドレナリンの再吸収を阻害することで、それらの働きを活性化します。神経伝達がスムーズになり、ADHDの症状が軽減されます。

**特徴**
- カプセル剤、内用液
- 薬効は約４時間
- １日２回の服用を推奨（１日１回でも有効）

1. ストラテラの成分がノルアドレナリントランスポーターに作用する
2. ノルアドレナリンが再吸収されなくなる
3. ノルアドレナリンの働きが活性化されて神経伝達がスムーズになる

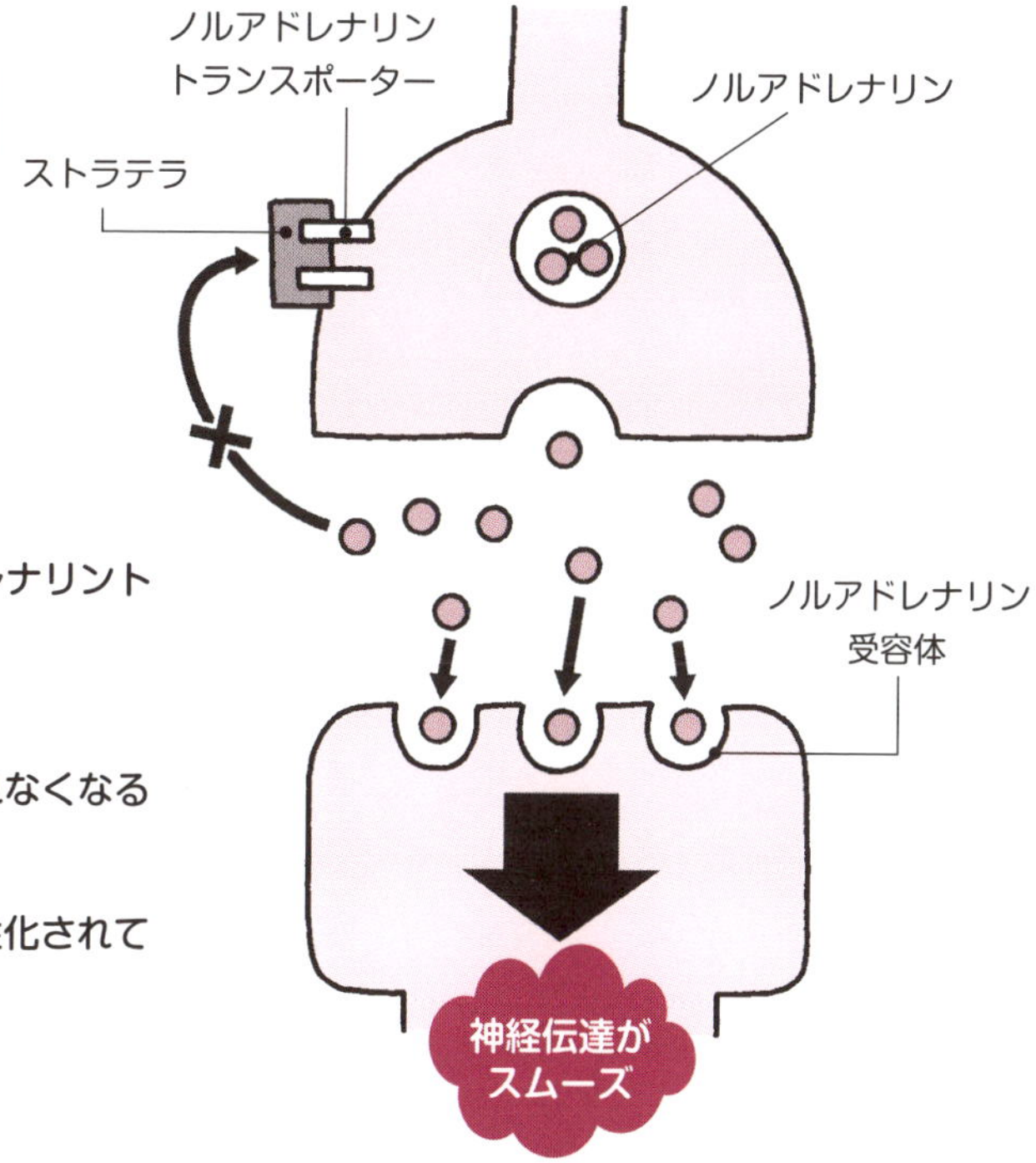

治療薬②

# インチュニブ、ビバンセも用いられる

**コンサータやストラテラとともによく使用されるのが「インチュニブ」です。そのほかには「ビバンセ」という薬も用いられます。いずれも安全性の高い薬です。**

## インチュニブは副作用が出にくい

前述のコンサータとストラテラに加えて、最近は「インチュニブ（一般名：グアンファシン）」という薬も、よく使われるようになっています。比較的新しいADHDの治療薬で、神経伝達を増強させるように働きます。アメリカの研究によれば、インチュニブの効果はコンサータより低いが、ストラテラより高いとされています。

コンサータで食欲不振などの副作用（→P59）が現れたときに用いられるほか、第一選択薬としても使われています。またインチュニブは、ADHDの子どもにしばしば見られるチックにも効果があることがわかっています。

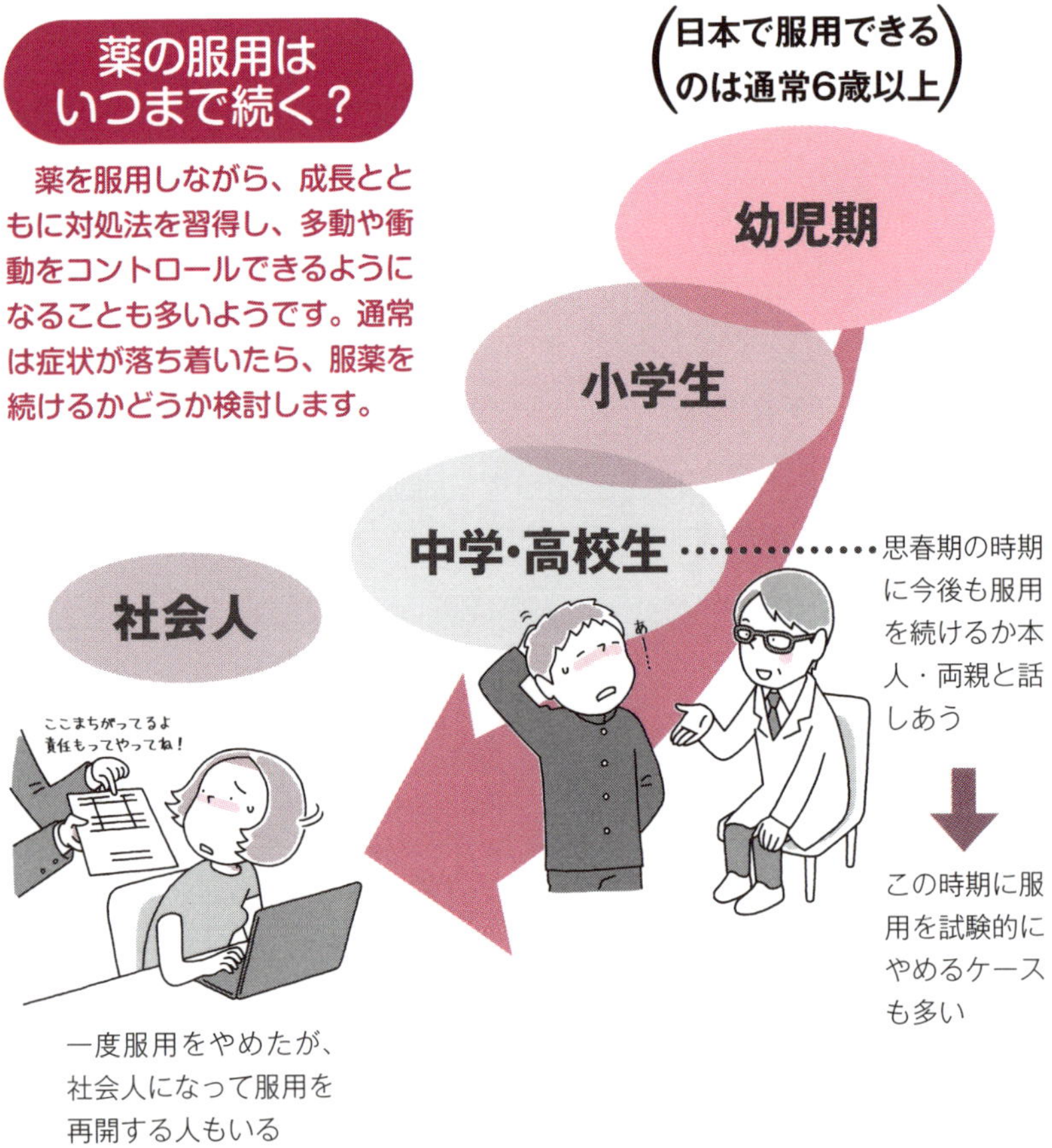
日本で服用できるのは通常6歳以上
幼児期
小学生
中学・高校生
社会人
思春期の時期に今後も服用を続けるか本人・両親と話しあう
この時期に服用を試験的にやめるケースも多い
ここまちがってるよ 責任もってやってね！
あ…
一度服用をやめたが、社会人になって服用を再開する人もいる

### 薬の服用はいつまで続く？

薬を服用しながら、成長とともに対処法を習得し、多動や衝動をコントロールできるようになることも多いようです。通常は症状が落ち着いたら、服薬を続けるかどうか検討します。

## ほかの薬が効かないときはビバンセが用いられる

コンサータと同じ中枢神経刺激薬で、「ビバンセ（一般名：リスデキサンフェタミン）」という薬もあります。とくに不注意に対する高い効果があり、アメリカでは広く用いられています。

ただし日本では第一選択薬としてではなく、ほかの薬で効果が不十分なときに用いることになっています。

## 薬の安全性は高い。指示通りに服用する

子どもが薬をのむことに不安を感じる人も少なくないようです。

けれども、アメリカなどで三〇年以上にわたっておこなわれた研究の結果、重い副作用はほとんどないことがわかっています。現在、アメリカのガイドラインでは四歳から薬物療法が推奨されており、実際にＡＤＨＤの多くの子どもが薬物療法を受けています。医師の指示通りに服用すれば、薬物依存などの心配もありません。



## ADHDの治療薬

日本で使われるＡＤＨＤの治療薬には以下の４つがあります。いずれも錠剤とカプセル剤ですが、ストラテラのみ、内用液（シロップ剤）もあります。

| 薬理作用 | 中枢神経刺激薬 | | 非中枢神経刺激薬 選択的ノルアドレナリン再取り込み阻害薬 | 非中枢神経刺激薬 選択的 $\alpha_{2A}$-アドレナリン受容体作動薬 |
|---|---|---|---|---|
| 一般名 | メチルフェニデート | リスデキサンフェタミン | アトモキセチン | グアンファシン |
| **商品名** | **コンサータ®** | **ビバンセ®** | **ストラテラ®** | **インチュニブ®** |
| 用法 | 1日1回 | 1日1回 | 1日1～2回 | 1日1回 |
| 最高血中濃度到達時間 | 5～8時間 | 3～5時間 | 1～2時間 | 5～8時間 |
| 剤形 | 錠剤 18mg、27mg、36mg | カプセル剤 20mg、30mg | カプセル剤 5mg、10mg、25mg、40mg 内用液 4mg/mL | 錠剤 1mg、3mg |
| 副作用 | 頭痛・腹痛・不眠・食欲減退・体重減少など | 頭痛・腹痛・めまい・不眠・食欲減退・疲労感など | 食欲減退・眠気・不眠・めまい・頭痛・動悸など | 眠気・頭痛・倦怠感など |

# 効果も副作用もどちらも報告する

**薬が本人にあっているかどうかは、親や学校の先生からみた症状の変化で判断します。また、食欲や睡眠の状態、気持ちや感じ方の変化など、本人の実感も判断に必要な重要な情報です。**

## 年齢や体重にあわせて服薬量を徐々に増やす

現在、コンサータは一八mg、二七mg、三六mgの三種類の錠剤があります。

六～一一歳であれば、一八mgから一日一回の服用をはじめて効果をみます。十分な効果がなければ、一日最大五四mgを上限として量を増やしていき、子どもにあった量を見定めます。

ストラテラとインチュニブは、一八歳未満の場合、体重あたりの服用量が決まっています。

副作用を防ぐために、その子どもの体重に見あった量よりも、少なめの量から服用をはじめて、様子をみながら徐々に増やしていきます。

## 服薬中の変化を記録する

**薬の効果は「症状の変化」で判断します。子どもの様子を記録し、診察時に伝えてください。学校の先生にも様子を聞いてみましょう。**

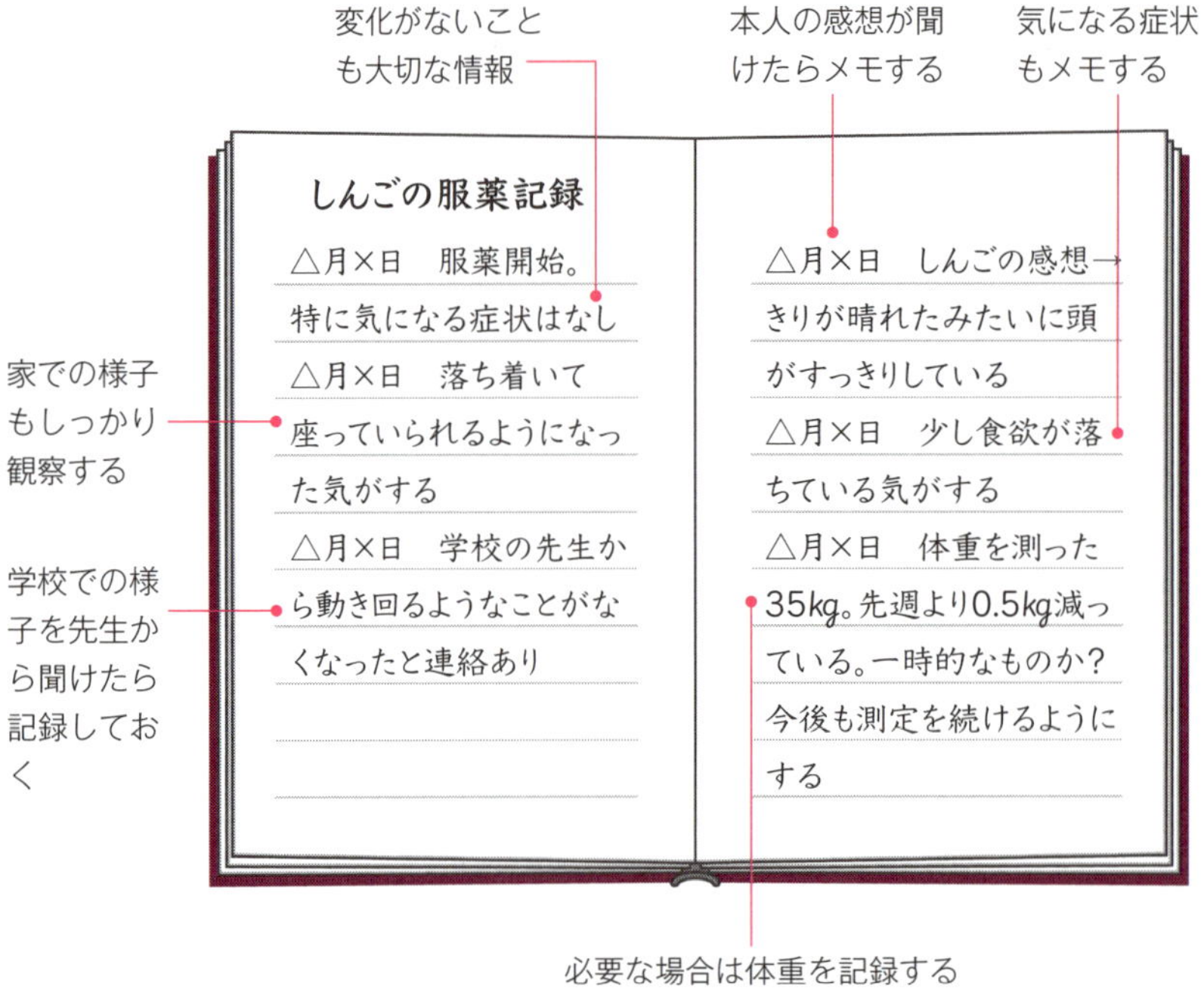
変化がないことも大切な情報
本人の感想が聞けたらメモする
気になる症状もメモする
しんごの服薬記録
△月×日　服薬開始。特に気になる症状はなし
△月×日　落ち着いて座っていられるようになった気がする
△月×日　学校の先生から動き回るようなことがなくなったと連絡あり
△月×日　しんごの感想→きりが晴れたみたいに頭がすっきりしている
△月×日　少し食欲が落ちている気がする
△月×日　体重を測った35kg。先週より0.5kg減っている。一時的なものか？今後も測定を続けるようにする
家での様子もしっかり観察する
学校での様子を先生から聞けたら記録しておく
必要な場合は体重を記録する

## 副作用が出たら薬の変更を検討する

たとえば、降圧薬をのみはじめた場合は、血圧値を測れば薬が効いているかどうかわかります。

しかし、ＡＤＨＤの場合は検査ではわかりませんから、医師は必ず症状の変化をたずねます。「忘れ物が減った」「かんしゃくを起こすことが少なくなった」など、気づいたことがあれば記録しておくとよいでしょう。小学校高学年くらいになると、本人も「宿題がはかどるようになった」「本が読みやすくなった」「授業に集中できるようになった」などの効果を実感することが多いようです。

副作用として現れやすいのは「不眠」「食欲不振」「頭痛」「眠気」などです。なにか気になる症状があれば、遠慮なく医師に伝えてください。薬の減量や変更などで対応できます。

なお、合併する病気によっては、抗うつ薬や抗てんかん薬、抗精神病薬が用いられることもあります。



### 現れやすい副作用

現れやすい副作用としては、次のようなものがあります。副作用が出たときはどうすればよいか、あらかじめ医師に確認しておきましょう。

#### 食欲不振、体重減少

コンサータでは食欲不振が現れやすい。体重減少につながることもある

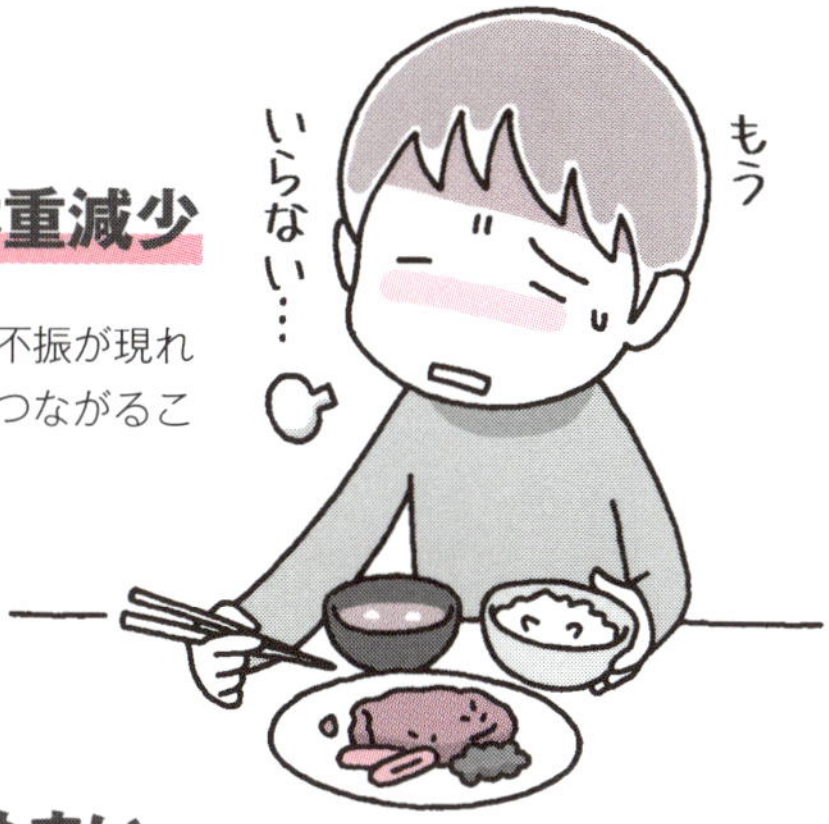


#### 睡眠障害

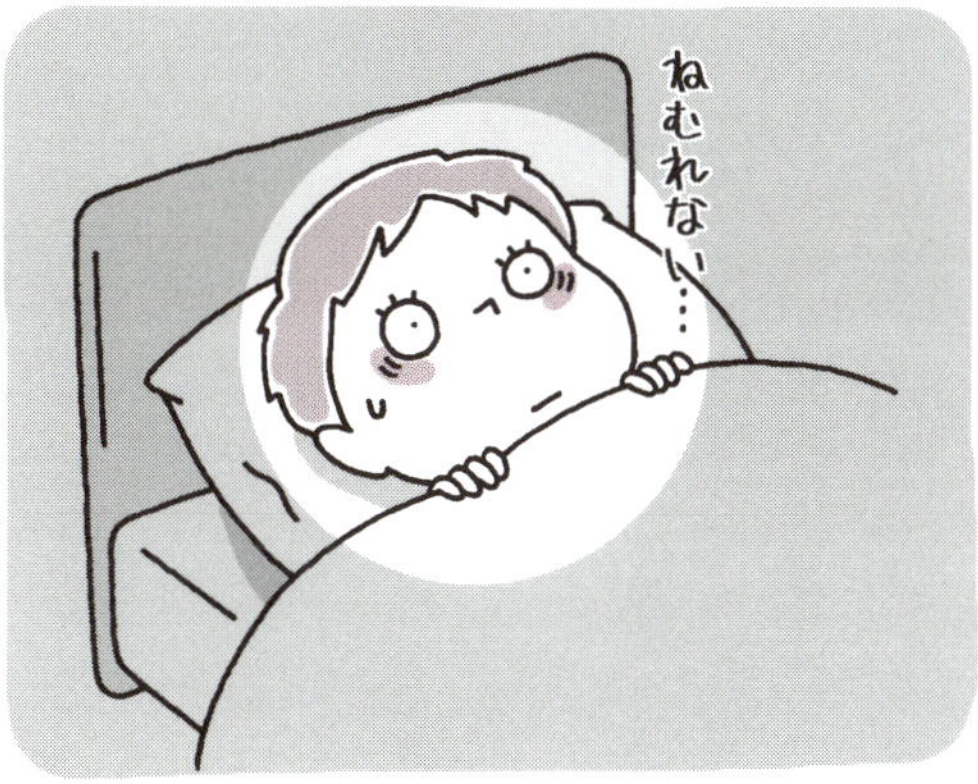


寝つきが悪い、ぐっすり眠れないなど。逆に眠気が現れることもある

#### 頭痛、めまい

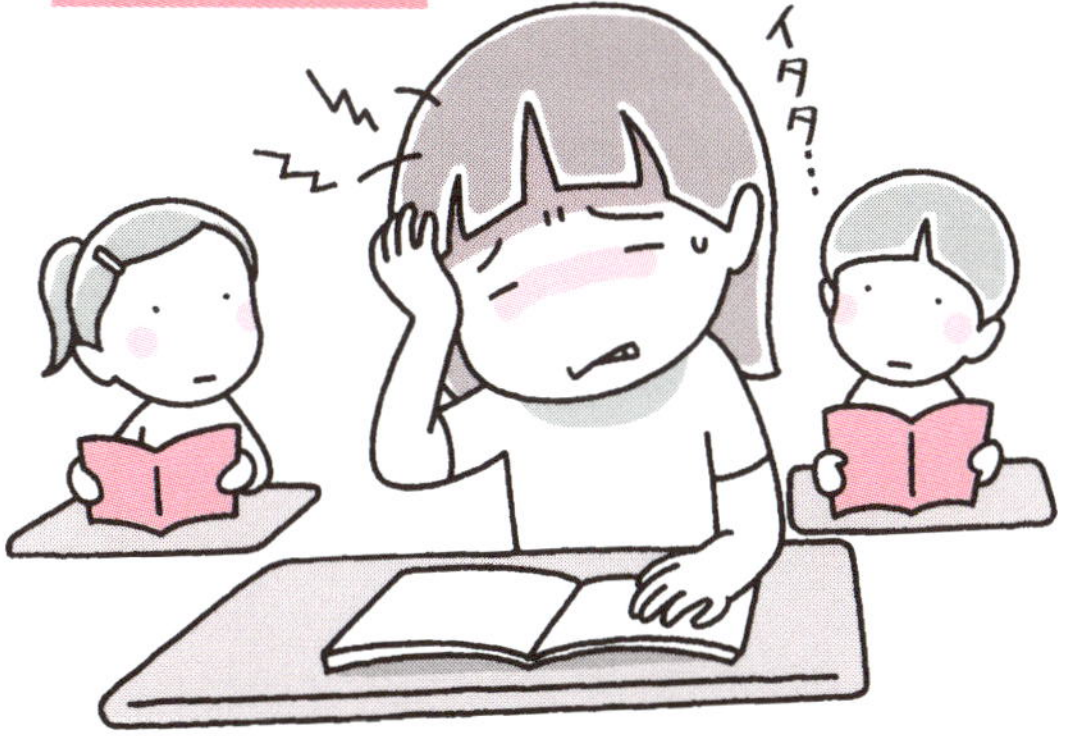


頭痛や、ときにはめまいが起こることもある

COLUMN

# 子どもへの質問から親のADHDが発覚することも

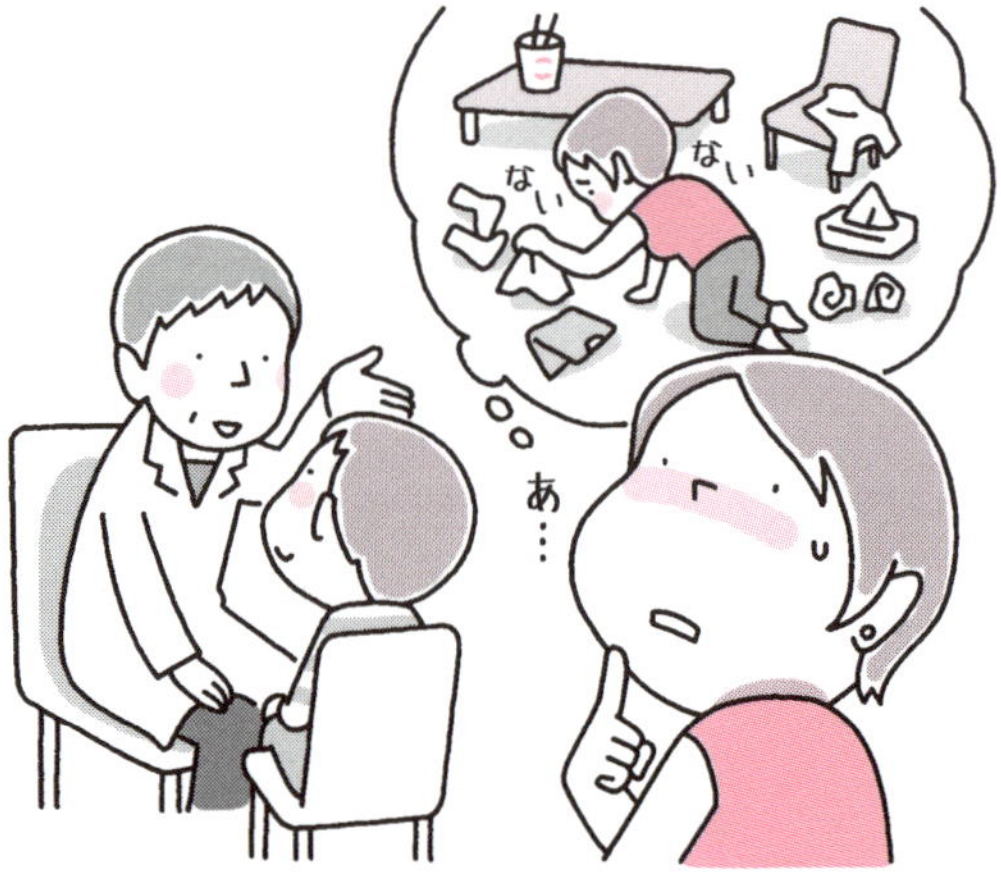


## 親子でADHD!?

ADHDの子どもの親が、同じ特性をもつというケースは少なくありません。

小学二年生のMくんはADHDと診断され、治療のために定期的に通院していました。しばらくすると、いっしょに通っていた母親は、自分自身もADHDではないかと思うようになったそうです。医師にたずねられる息子の症状が、自分の子どものころと同じだと気づいたのです。

そこで、母親自身の困りごとを詳しく聞いてみたところ、「幼稚園のころから、先生の指示を聞き逃してみんなと同じようにできない」「仕事が長続きせず、職を転々としている」「掃除やかたづけが苦手」「なくし物をよくするので、自分のものは家の中でも袋に入れて持ち歩いている」などといったエピソードをいろいろ語ってくれました。

## 服薬で大きな変化が

診察の結果、母親もADHDと診断され、薬物療法を開始しました。

本人もびっくりするくらいの効果があり、服薬後はまるで別人のように家事をてきぱきとこなせるようになったそうです。

4

# 家庭でできる ペアレンティング

「ペアレンティング」とは、「子育て」という意味です。
この章で紹介する子育て法は、
専門機関でしか受講できない「ペアレント・トレーニング」が
もとになっている、ADHDの子どもをもつ親御さんに
ぜひ実践してほしい子育て法です。

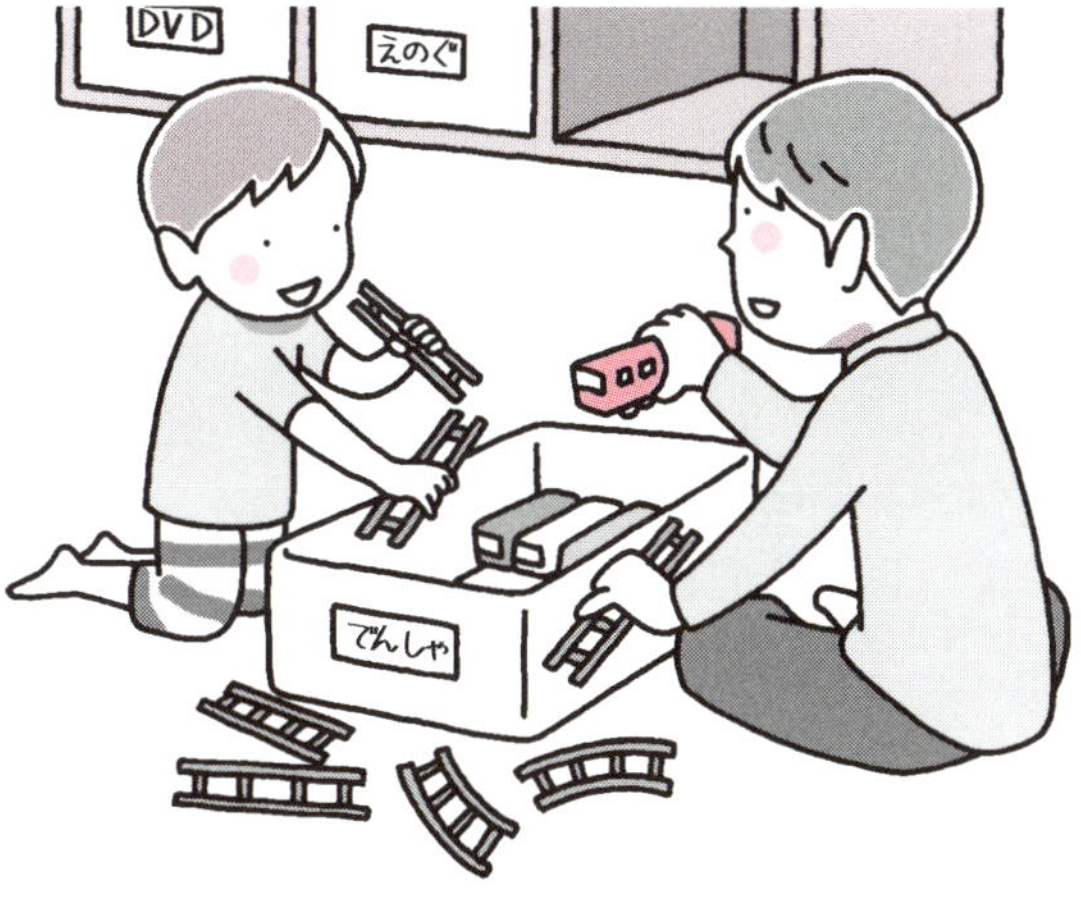

受け入れ

# 子どものセラピストになろう

ＡＤＨＤの子どもは「育てにくい」といわれることがありますが、それは特性をまだ理解できていないから。子どもの「セラピスト」になったつもりで受け入れ、特性にあった対応を身につけていきましょう。

## “心”の変化ではなく“行動”を変えていく

ＡＤＨＤの治療法のうち、行動療法や環境変容法は、各家庭でも実践することができます。子どもの特性を踏まえ、行動療法や環境変容法を取り入れた子育てを「ペアレンティング」といいます。

この「ペアレンティング」は、子どもの「心」を変えようとするのではなく、「行動」に着目して、適切な行動を引き出すのが特徴。実際に「親子関係がよくなる」「問題行動が減り、適切な行動が増える」などの効果が実証されています。子どもの特性を理解し、受け入れるためには、まず、親自身の意識と行動を変えるところからはじめる必要があります。

### 親はもっとも身近なセラピスト

感情的に叱責してはいけません。子どものセラピスト（治療者）として、「ほめる」ことで「よい行動」を増やしていきます。

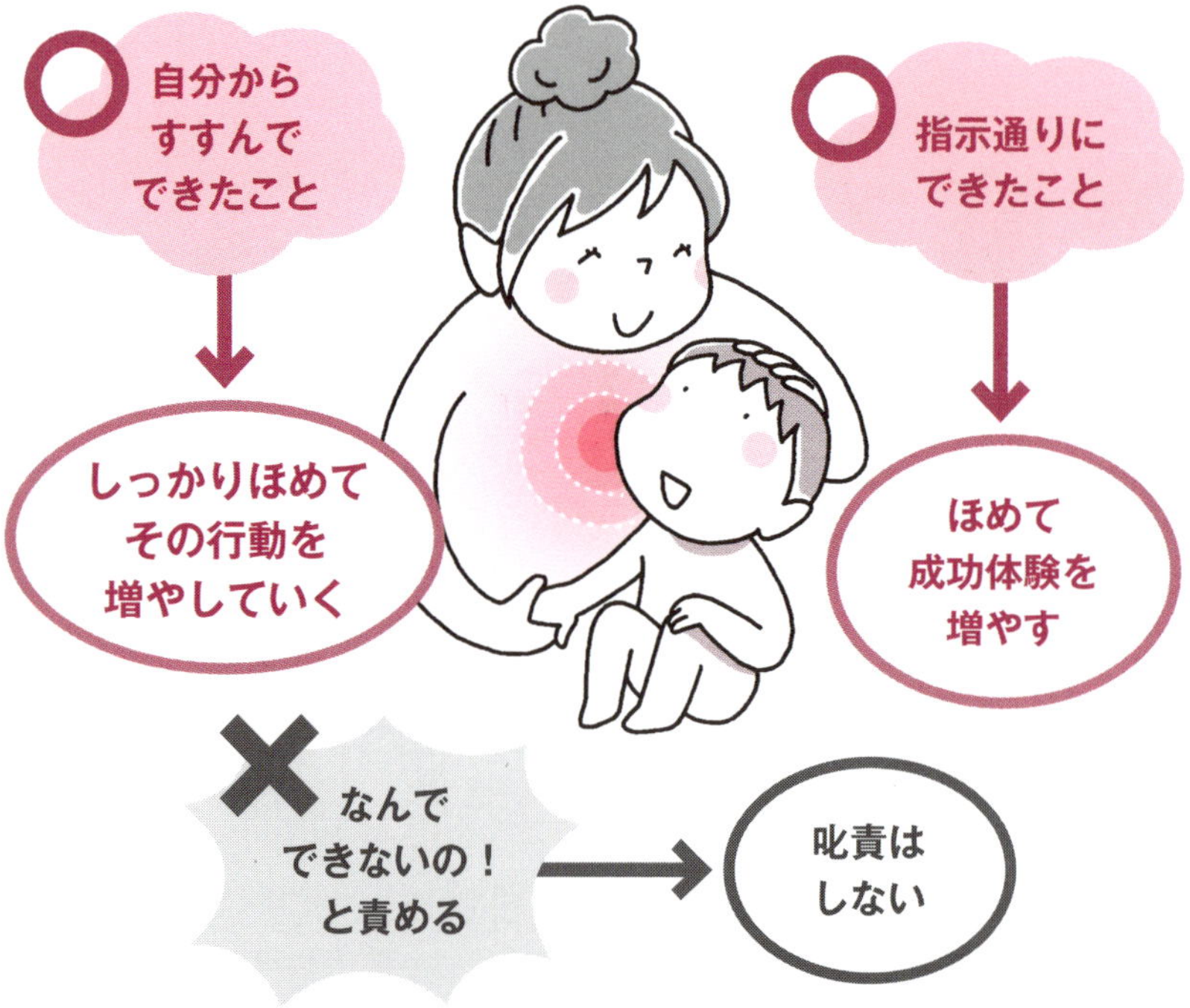

自分からすすんでできたこと
しっかりほめてその行動を増やしていく
指示通りにできたこと
ほめて成功体験を増やす
なんでできないの！と責める
叱責はしない

## 「ペアレンティング」とは

「ペアレント・トレーニング」は一部の専門機関でしか受講できないことが多いのですが、「ペアレンティング」は、家庭でも自習できる子育て法です。さまざまな特性に対応し、適切な行動を増やすことをめざします。

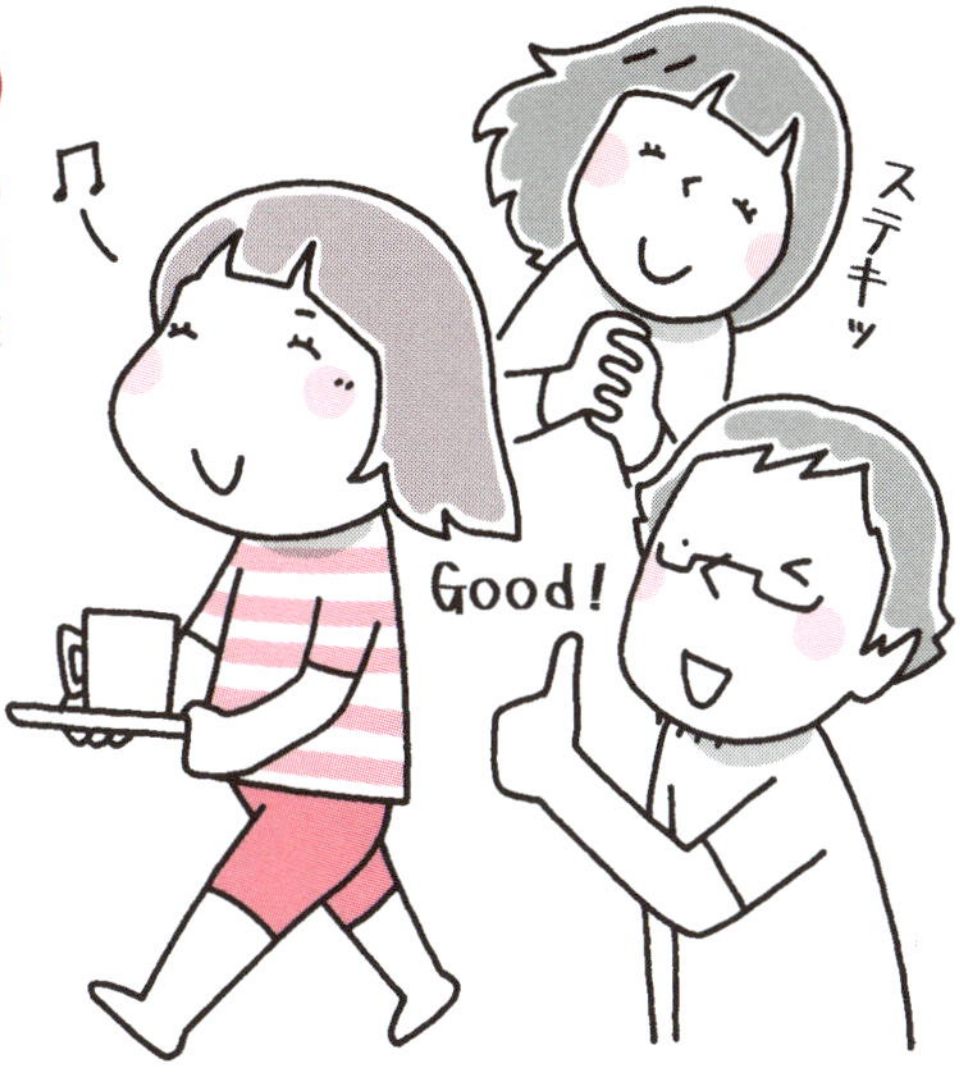


### 親へアプローチする行動療法

**ペアレント・トレーニング**

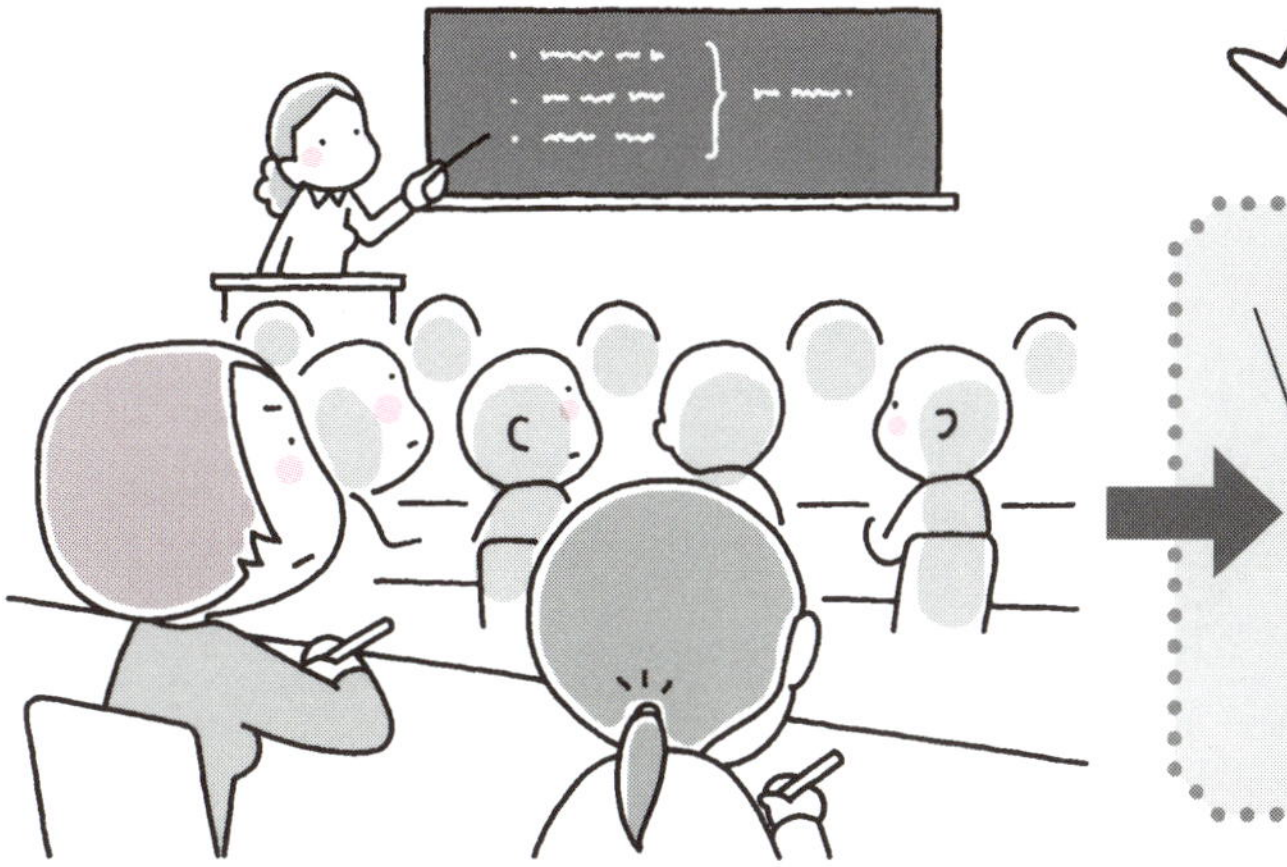

この考え方をベースに生まれた家庭でも自習できる子育て法

**「ペアレンティング」**

- 学校や家庭でおこなえる
- 親が子どもに実践できる治療

### 子どもへアプローチする行動療法

**トークンエコノミー** →P71

★家庭・学校で対象児に対しておこなう
★望ましい行動をとれたときにトークン（スタンプ、シールなど）を与える
★望ましくない行動をとったときはトークンをとりあげる

**タイムアウト** →P79

★家庭・学校で対象児に対しておこなう
★不適切な行動に対して一定時間別室など離れた場所にとどまるよう命じる

ほめる

# できることに目を向け、たくさんほめる

ペアレンティングで重要なのは「ほめる」ことです。親が変われば、子どもの行動も変わっていきます。ささいなことでも「できること、できたこと」に目を向けていきましょう。

## ほめることで自信につなげる

子どもの望ましい行動を引き出すには、叱責ではなく「ほめる」ことが大切。自分に自信がもてるようになり、周囲との関係性もよくなります。

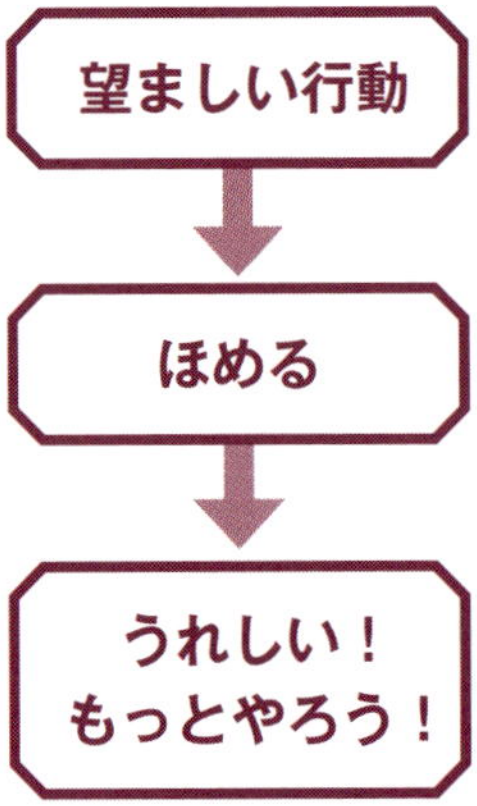


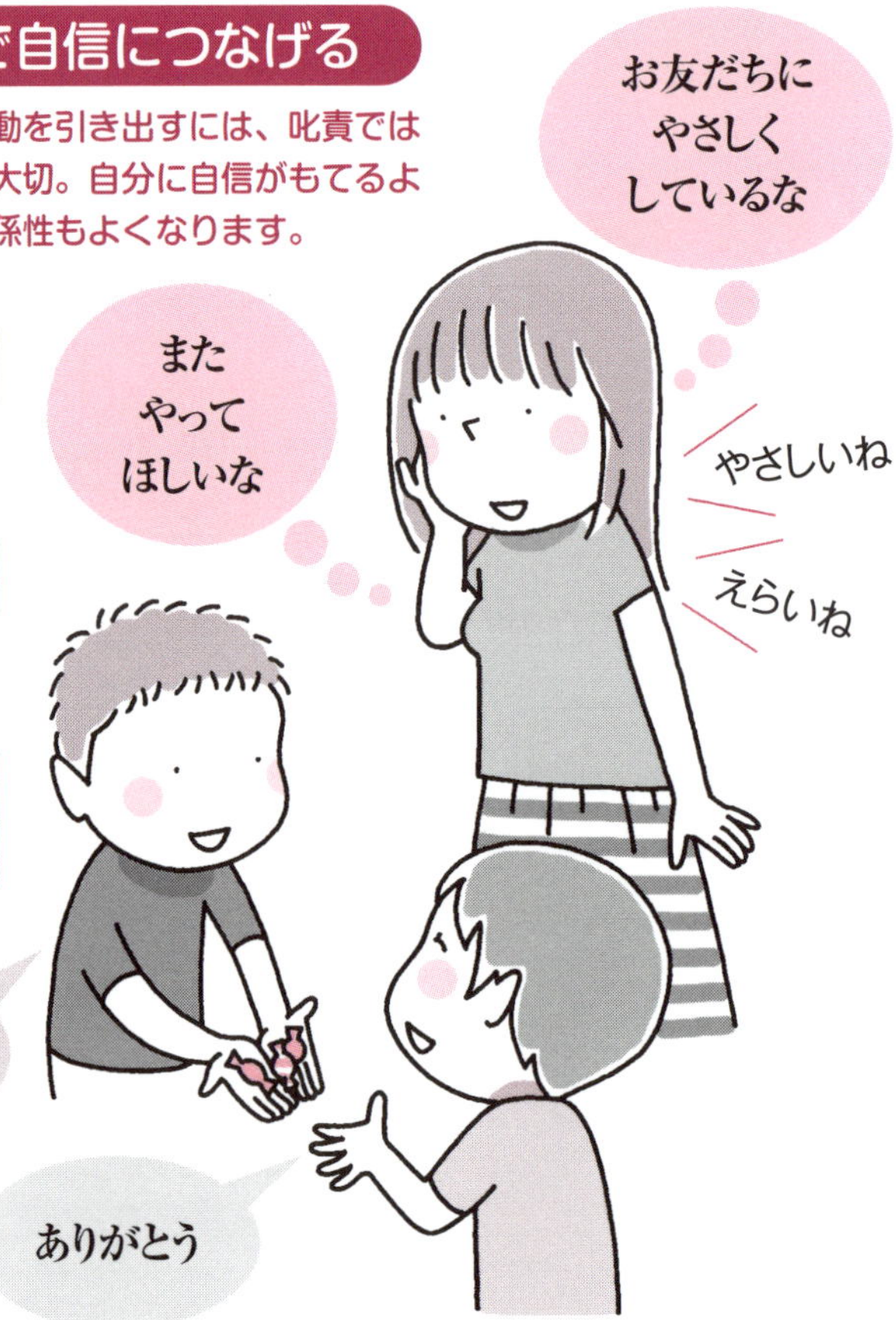


### 喜んでいることを子どもにしっかり伝える

子どもをみていると、ついついできないことに目が向いて、叱責してしまいがちです。けれども、叱責したからといって、次から正しい行動がとれるようになるわけではありません。子どもの望ましい行動を引き出すには、ほめることが大切です。

ふだんの何気ない行動でも「よくできているね」など、その都度、ほめてあげてください。親が喜んでほめることで「それは望ましい行動だよ、もっとやってほしいな」というメッセージとして伝わります。本人にも自信がつきますし、信頼関係を築くことにもつながるでしょう。

## ほめるコツをつかむ

子どもが望ましい行動をしたら、その場ですぐにほめてあげましょう。“できて当たり前”のことも、くり返しほめるようにします。

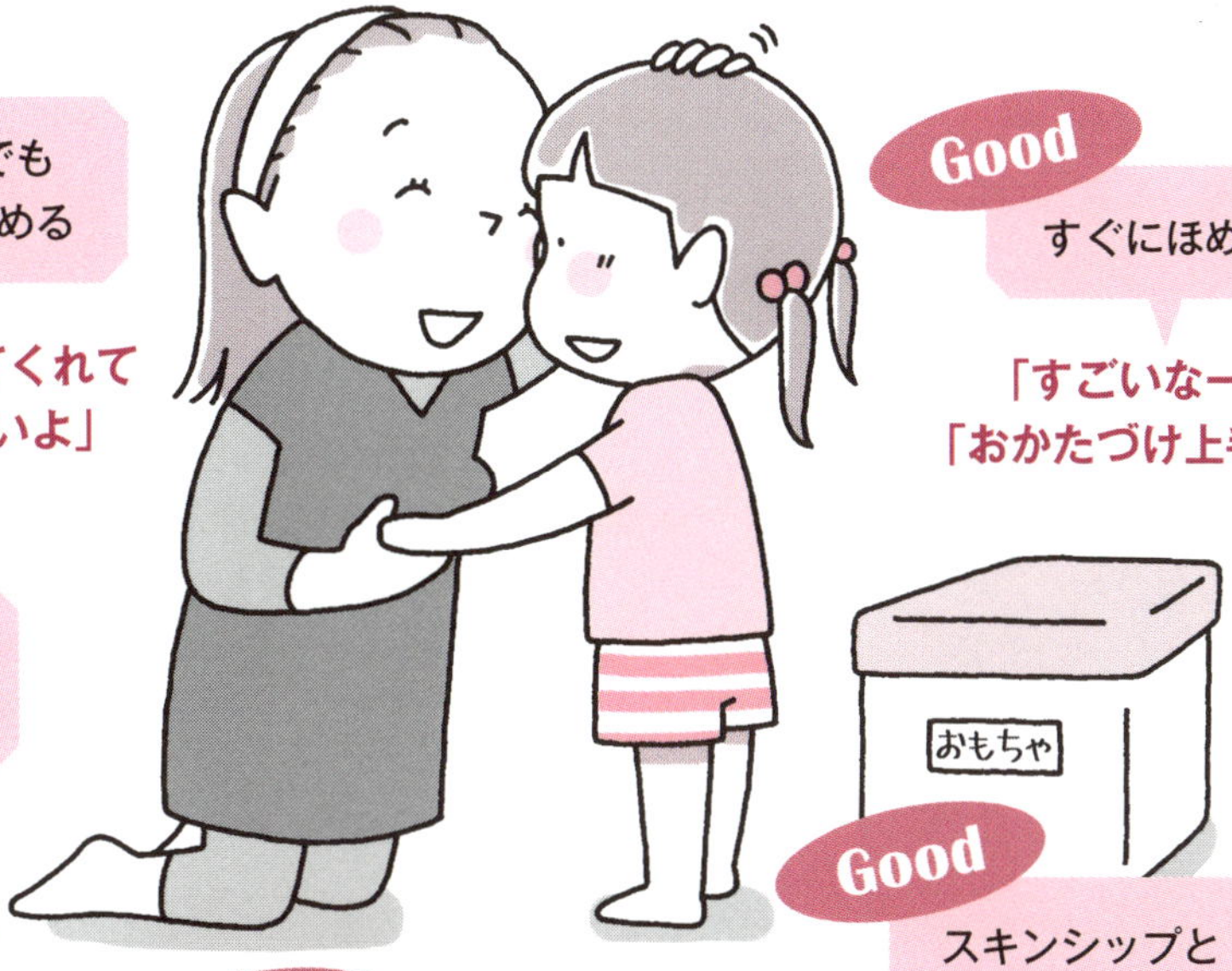

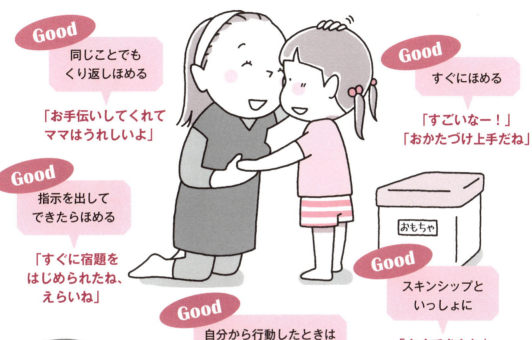

**Good**

同じことでも
くり返しほめる

**「お手伝いしてくれてママはうれしいよ」**

**Good**

すぐにほめる

**「すごいなー！」**
**「おかたづけ上手だね」**

**Good**

指示を出して
できたらほめる

**「すぐに宿題をはじめられたね、えらいね」**

**Good**

スキンシップと
いっしょに

**「よくできたね」**
**「ありがとう」**

**Good**

自分から行動したときは
大げさにほめる

**「手洗いできてすごいな！パパびっくりしたよ」**

**Bad**

伝わりにくい
ほめ方はしない

「○○したらもっといいね」
「○○だったらよかったね」

## 親である自分もほめる

親が子育てに悩むのは、真摯に子どもと向きあい、一生懸命子育てをしている証拠です。自分自身も精一杯ほめてあげましょう。

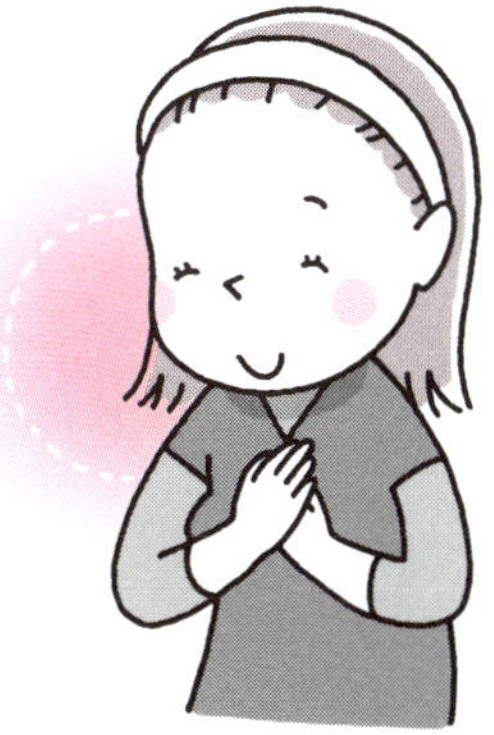

注意する

# 叱らずに導く方法を身につける

子どもが「あれ買って！」と泣いて駄々をこねる——。こんなときは「淡々と買い物を続ける」のが正解です。反応しないことで、子どもは次第に「不適切な行動」に気づくようになります。

## まず親自身が冷静になる

子どもが望ましくない行動をとったときには、まず親自身が冷静になること。危険を伴わない許容範囲内の不適切な行動であれば、基本の対応は計画的に「無視する」ことです。知らんふりをすることで〝あなたの行動は不適切〟というメッセージを伝えます。

公共の場などで無視するのが難しいときは、「入っちゃダメでしょ！」と怒鳴るのではなく、「そこから出なさい」と淡々とやるべき行動を伝えてください。許しがたい行為や危険な行為には、軽いペナルティを与えます。その後、適切な行動がとれたときは、ほめてあげましょう。

## 叱れば叱るほど信頼が失われる

叱責すればするほど、子どもの自尊心は低下していきます。親子関係も改善されません。

### ○ 注意するときは正しく指示を出す

↓

- テレビを**消しなさい**
- たたいては**いけません**
- おもちゃを**箱に戻しましょう**

「どうしてやらないの！」「いい加減にしなさい！」など遠回しな表現や怒り口調では伝わらない。ストレートな表現で淡々と伝える

### ✕ 叱ってやらせる

↓

- 表情がこわかった
- ことばに傷ついた
- 責められた

怒鳴ったり、説教をしたりしても、子どもは望ましい行動をとるようにはならない。関係性が悪くなり、子どもが自信を失ってしまう

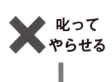

## 叱らず導く「ペアレンティング」

子どもの不適切な行動には叱らずに、「ペナルティを与える」か「無視する」で対応します。

**目的**　子どもに「望ましい行動」を認識させて、自分の行動をコントロールできるように導く

**望ましくない行動をとったとき**

→ **〈危険な行為〉ペナルティを与える**

危険な行為や容認できない行為には「ゲーム時間を30分減らす」など軽いペナルティを与える。体罰は厳禁。事前に子どもと取り決めをしておくとよい

→ **〈許容範囲内〉無視する（教育的スルー）**

子どもが「お菓子を買って」としつこく訴えるなど、望ましくないが許容範囲内の行動をとったときは、意識的に気づかないふりをする

→ **望ましい行動をとったらしっかりほめる**

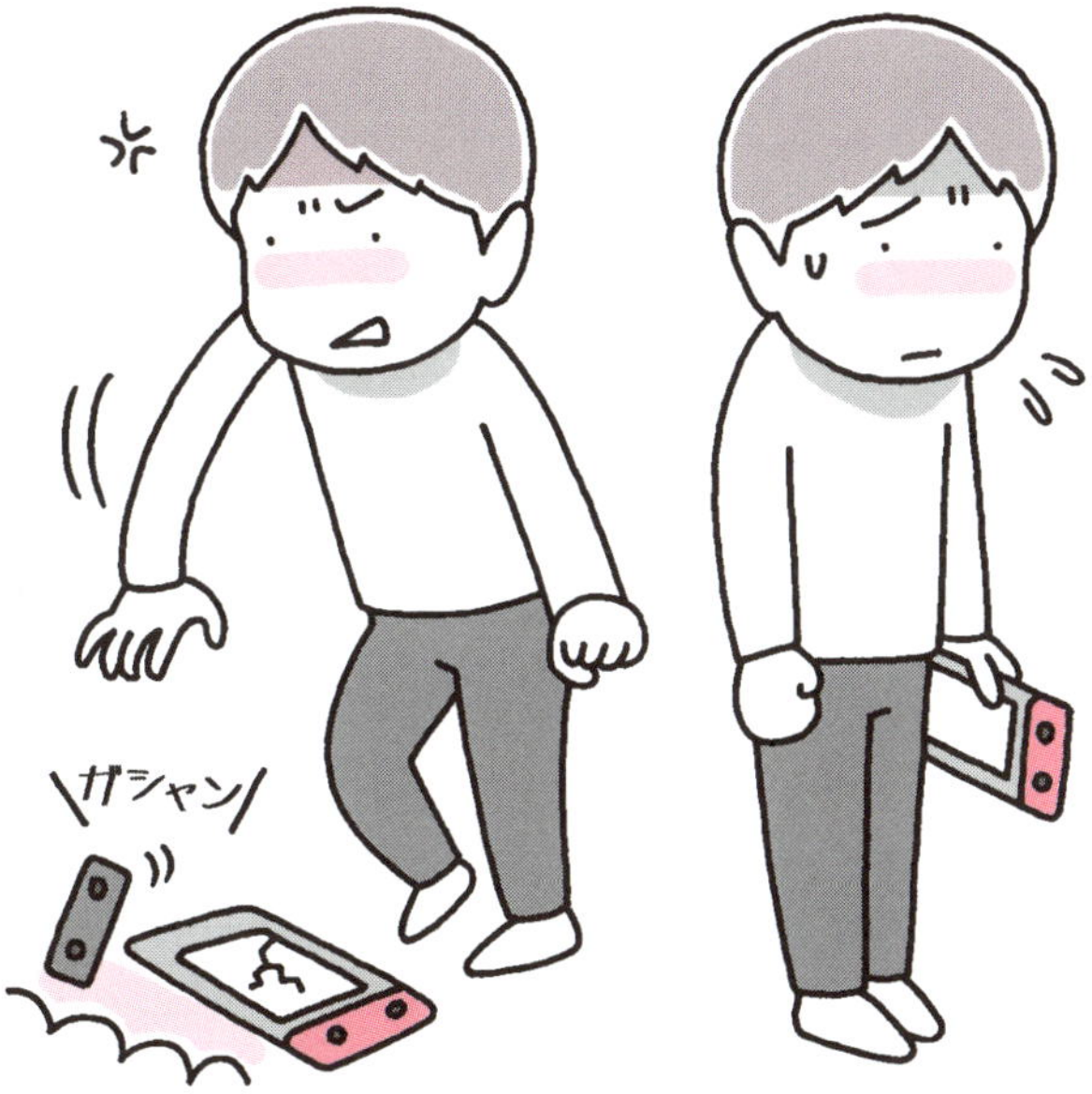


### ペナルティの与え方

- シールやスタンプをとりあげる
- ゲームの時間を短くする
- 別室でクールダウンさせる
- 冷静にペナルティを告げ叱責はしない

環境

# 子どもが集中しやすい環境をつくる

目につくものや気になる音があると、集中力はそちらに向かってしまいます。整理整頓の習慣をつけ、不要な刺激が入りにくい「環境づくり」を心掛けましょう。

## 環境を見直す

ADHDの子どもは、気が散りやすく、目にうつったものに注意がそれてしまいます。部屋が散らかっていると、気をとられて、集中することができません。

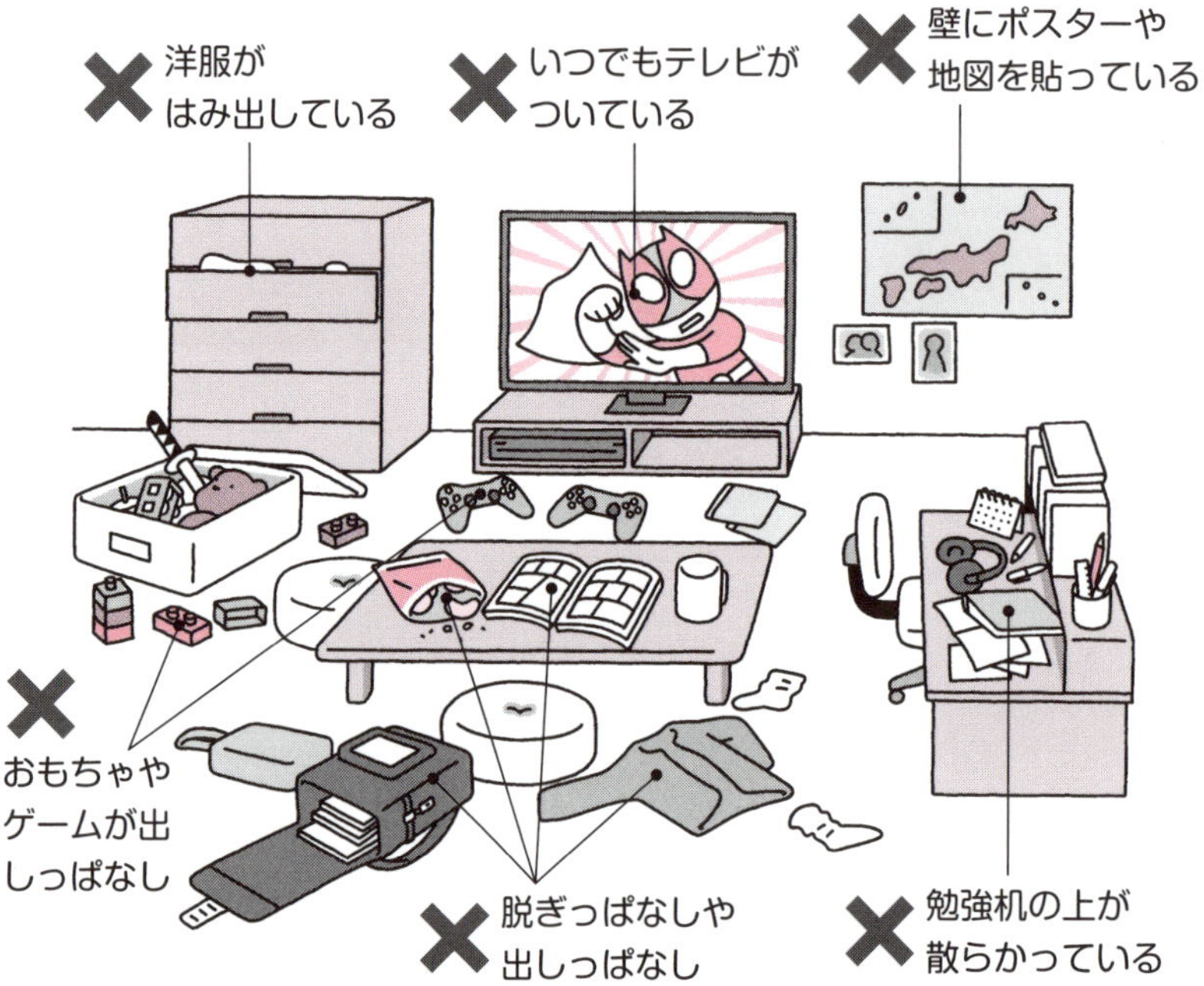

洋服がはみ出している
いつでもテレビがついている
壁にポスターや地図を貼っている
おもちゃやゲームが出しっぱなし
脱ぎっぱなしや出しっぱなし
勉強机の上が散らかっている


### 目にうつるものに気が移ってしまう

ADHDの子どもは、机に向かっていても、壁に貼った地図や出しっぱなしのマンガ、本、おもちゃなど、目についたいろいろなものが気になってしまいます。

ゲーム機が目に入ると「あ、ゲームやりたい！」と、すぐにゲームをはじめてしまい、宿題のことはすっかり忘れてしまいます。

ほかの人が気にならないような音がADHDの子どもにとっては感覚刺激となって、集中をそらす原因になることもあります。

集中して机に向かうためには、余計なものを置かない、収納を工夫して目に触れさせないなど、環境を整える必要があります。

## 机に向かえる環境をつくる

整理整頓を心掛け、注意がいきそうなものをできるだけ視界から減らします。机に向かったとき、周囲に気になるものが置いていない、という状態がベストです。

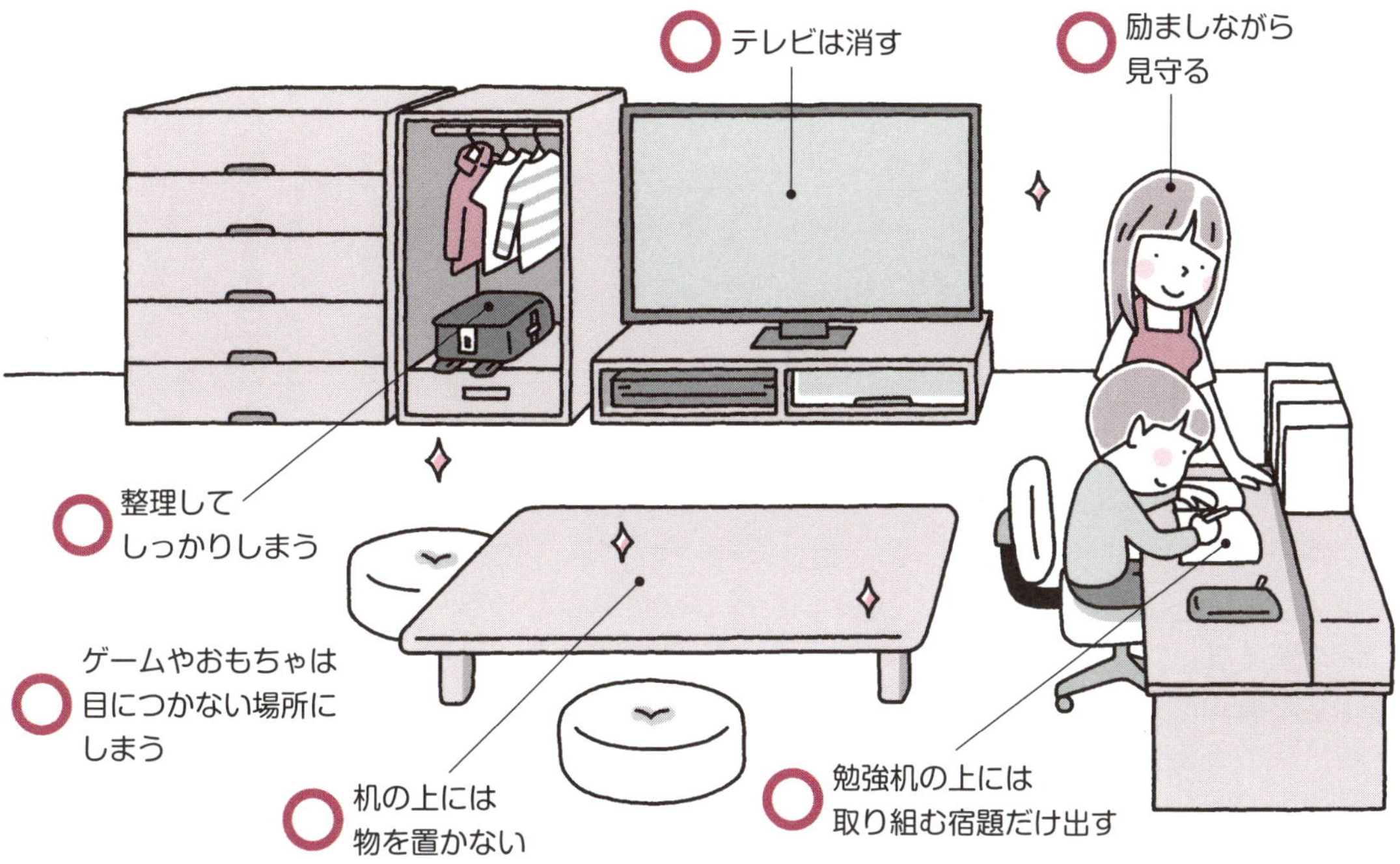
テレビは消す
励ましながら見守る
整理してしっかりしまう
ゲームやおもちゃは目につかない場所にしまう
机の上には物を置かない
勉強机の上には取り組む宿題だけ出す

## 就寝・起床時間を守り、食事をしっかりとる

もう一つ大切なのが、規則正しい生活リズムを保つことです。

夜更かしをして睡眠不足になると、どんな人でも集中力を保つのが難しくなります。ADHDの子どもであればなおさらです。

就寝時間をきちんと決めて、決まった時間に起きる習慣をつけるようにしましょう。休日の前に夜更かしをしたり、休日にだらだら寝ていたりすると、生体リズムが乱れ、ADHDの特性にもよい影響を与えません。

また、食事の習慣もとても大切です。食事には、成長に必要な栄養を補うとともに、生活リズムをつくる役割もあります。

とくに朝ごはんはしっかり食べさせましょう。栄養が十分とれないと、不注意や衝動性、多動性といった特性が強く現れやすくなります。また、イライラするなど、感情のコントロールが難しくなることがあります。

宿題

# 宿題をやらない・提出しない

宿題をやらないのは、怠けているからではありません。ＡＤＨＤの特性のために「宿題に取り組む」「最後までやり遂げる」ことが難しいのです。積極的なサポートでやる気をうながしましょう。

## 宿題をやりたくなるしかけとサポートを

自分が苦手なことやりたくないことは、誰でも腰が重くなるものです。ＡＤＨＤの場合は、その傾向がとくに強く、なかなか宿題にとりかかることができません。

そのため、「宿題をひとりでやり遂げる」というのは、ハードルが高すぎます。「いっしょにやろうか」「わからないところは教えてあげるよ」などと声をかけて、「宿題をやろうかな」という気持ちを引き出してあげてください。

宿題にとりかかる前に、ほかに気をとられないよう、環境を整えることも大切。また、宿題の量や難易度、提出方法についても、学校側と連携しておきましょう。

## 気が散りやすい特性を理解する

「自分でやりなさい」と言ってもできるようにはなりません。特性を理解し、取り組めない理由を考えてみましょう。

### 宿題に取り組めないのはなぜ？

テレビが気になる、ゲームの続きがやりたい
宿題の量が多すぎる、難しすぎる

**ペアレンティング**

- 集中して宿題に取り組める環境を整える
- はじめるタイミングをつくる
- 親が宿題をみてあげる
- 宿題を減らしてもらう

**NG**

- ひとりで宿題をしている
- テレビがついている
- 近くに気になるものがある
- 「やりなさい」を連呼する

## 宿題に取り組むためのペアレンティング

まずは気が散りにくい環境を整えましょう。そのうえで、積極的に声をかけて、やる気を引き出してあげましょう。

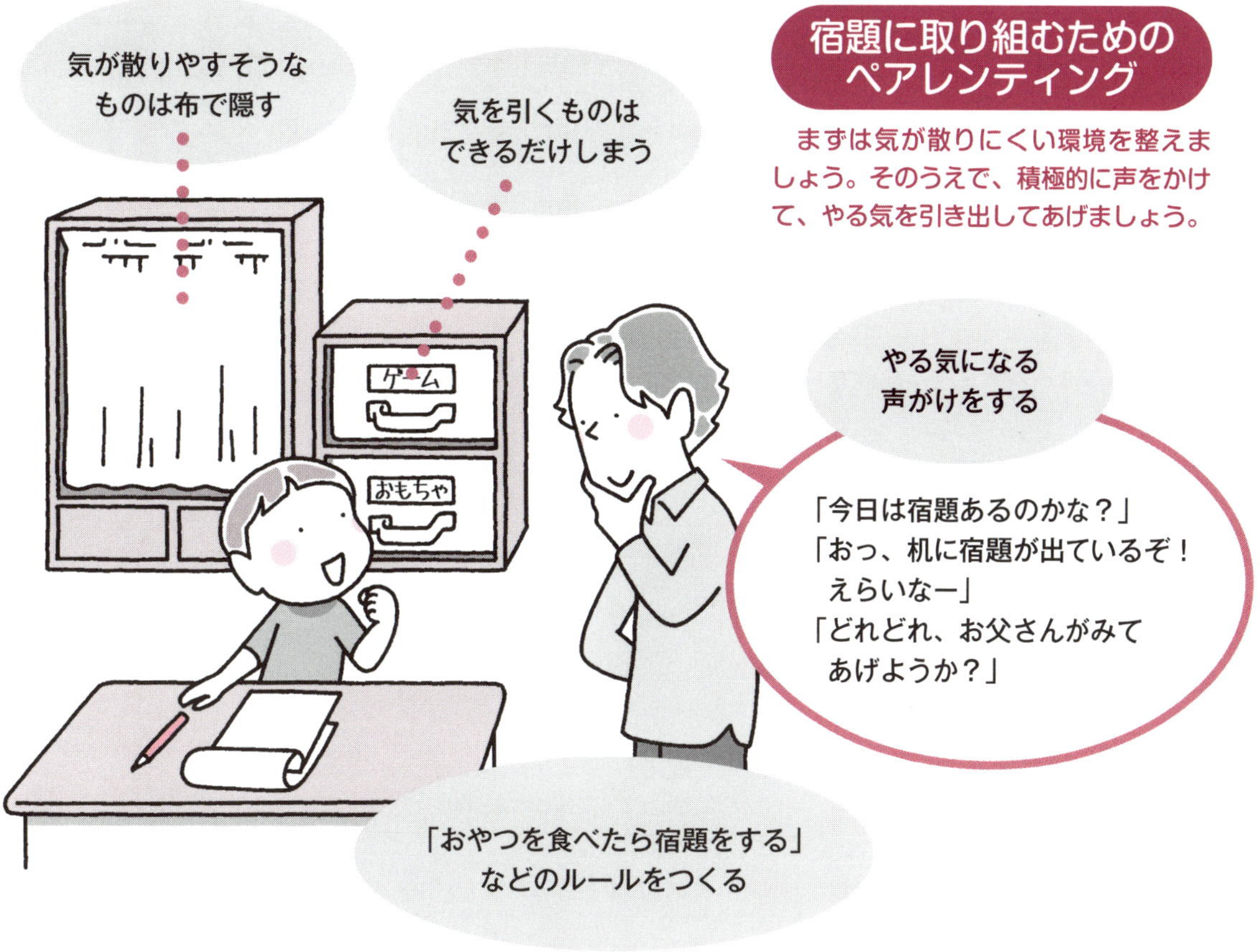
気が散りやすそうなものは布で隠す
気を引くものはできるだけしまう
ゲーム
おもちゃ
やる気になる声がけをする
「今日は宿題あるのかな？」
「おっ、机に宿題が出ているぞ！えらいなー」
「どれどれ、お父さんがみてあげようか？」
「おやつを食べたら宿題をする」などのルールをつくる

\望ましい行動にはポイントを/

### トークンエコノミー

望ましい行動がとれたとき、スタンプやシールをあげる。一定数がたまったら、好きなものや活動と交換するシステム。導入するかどうかは子どもと相談して決める

ルールに従って宿題をはじめられたら
ドリルを1ページやったら
できたねシール
宿題を提出したら

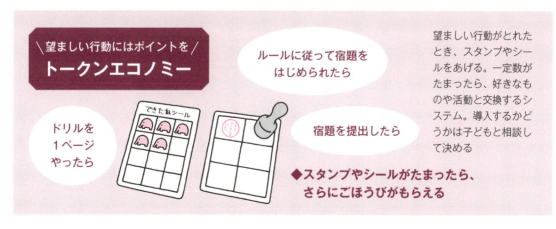

**◆スタンプやシールがたまったら、さらにごほうびがもらえる**

忘れ物

# 忘れ物・もの忘れが多い

ADHDの子どもが忘れっぽいのは、脳のワーキングメモリーの機能低下が原因。本人の努力ではどうにもなりません。忘れても困らないような対策を考えてみましょう。

## もの忘れの特性を理解する

ADHDの人のもの忘れは、本人の意志が弱いからではありません。特性を理解して上手にカバーする方法を考えましょう。

### 忘れるのはなぜ？

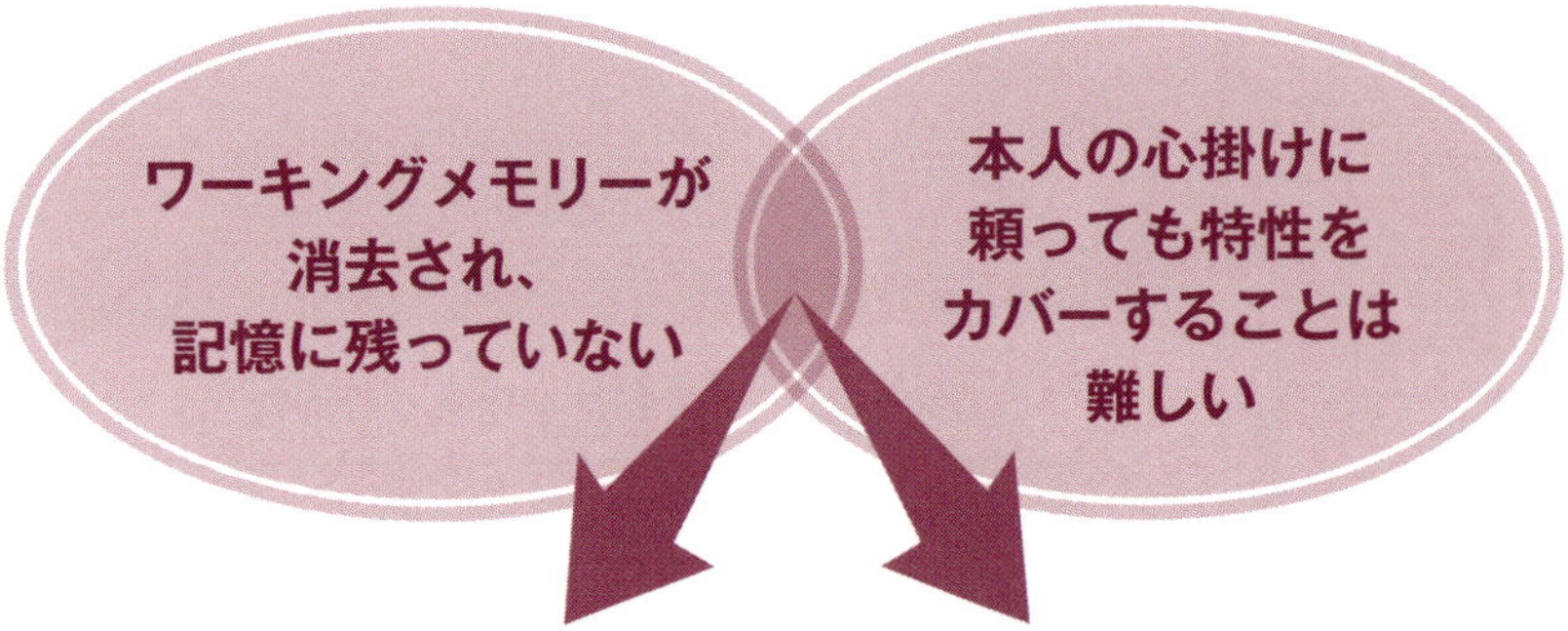

ワーキングメモリーが消去され、記憶に残っていない
本人の心掛けに頼っても特性をカバーすることは難しい


**ペアレンティング**

- 親が声をかける
- 親が確認する
- 学校と連携をとる

**NG**

- 叱る
（叱っても忘れ物は減らない）
- 非難する
- 言い聞かせる

### 忘れることを前提に対策を立てる

忘れ物が多いのは不注意優位型のタイプ。たとえば、学校で手紙をもらって「お母さんに渡さなきゃ」と思っても、その情報を保持することができません。帰宅後にたずねられると「ない」と答えてしまいます。これは脳の特性で、本人の努力では変えられません。

ですから、忘れることを前提にして「忘れても困らない」対策を立てておきましょう。たとえば、「帰宅後は親がランドセルの中身をチェックする」「学校にも学習用具一式をそろえておく」「親がスマホのスケジューラーやリマインダー機能を利用して管理をする」などもよいでしょう。

## 忘れ物を減らすペアレンティング

**ランドセルの中身を親がいっしょにチェックします。手紙や宿題、持ち物を確認しながら、宿題をはじめる時間なども相談して決めるとよいでしょう。**

### 自分で思い出す時間をつくる

「お母さんに見せる手紙はない？」「明日の持ち物はチェックした？」などと声をかけて、習慣づけをサポートする

### ランドセルの中を親がチェックする

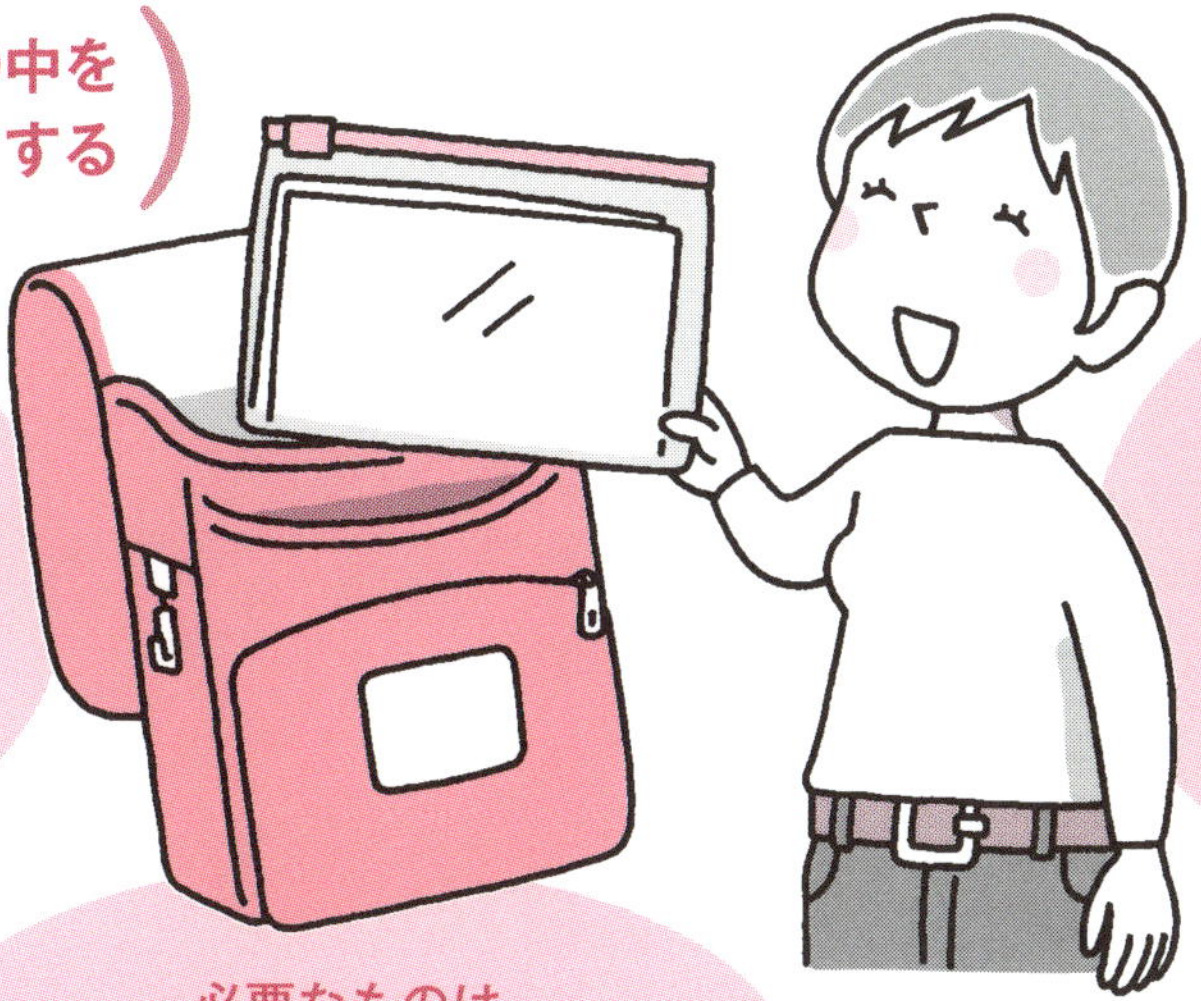

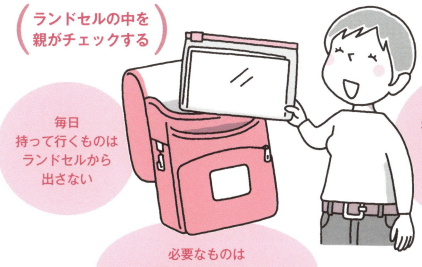

毎日持って行くものはランドセルから出さない

お知らせ・宿題のプリントはチャックつきの透明ファイルに入れる

必要なものはあらかじめ表にしてチェックできるようにする

### 学校でのサポート

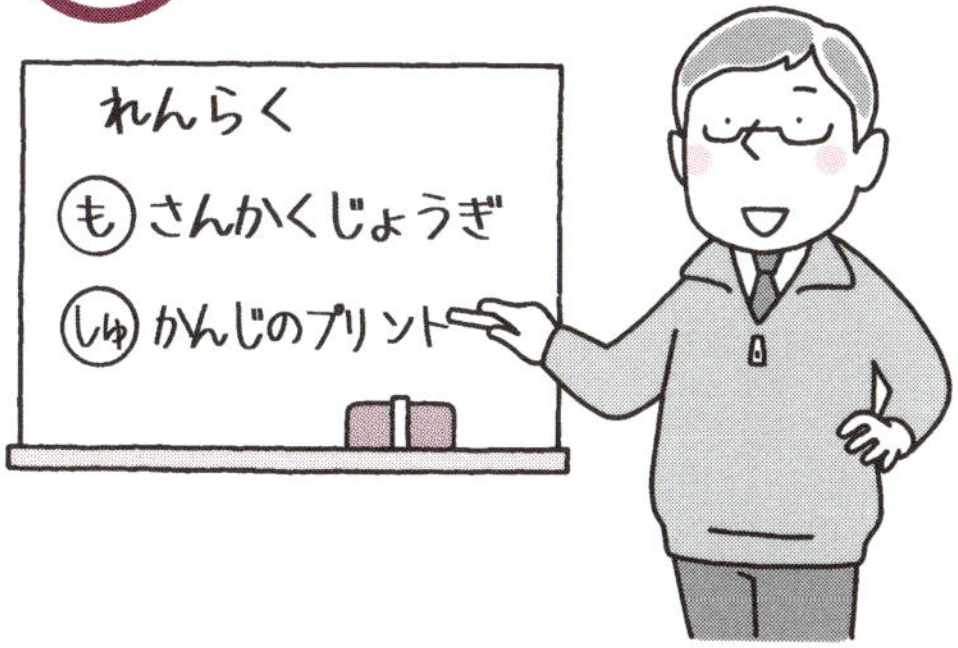

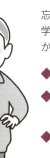

忘れ物を減らすためには、家庭でのチェックとともに、学校でのサポートも必要。事前の取り決めや相談が欠かせない。

- **大事なことは、個別に連絡する**
- **持ち物や宿題はわかりやすく板書するなどの工夫が必要**
- **確認できたか、本人への声がけを忘れないようにする**

整理

# 机まわりや棚がごちゃごちゃになる

**脱ぎ捨てた服や読みかけの本、学校のプリント、おもちゃなどで部屋の中はごちゃごちゃ……。「かたづけなさい！」と叱るのは逆効果です。こうしたときこそ親の働きかけ「ペアレンティング」が必要です。**

## うるさく言うほどかたづけなくなる

ＡＤＨＤの子どもの部屋が散らかりがちなのは「転導性」という特性があるからです。使ったものを元に戻す前に、ほかのことに気をとられて、そのまま忘れてしまうのです。やりたくないことは先延ばしにする傾向もあります。

このような場合、「かたづけなさい」と言うほど、やる気を失うだけです。それよりも、親から「かたづけ、手伝ってあげようか」と声をかけ、かたづけのきっかけをつくることが大切です。

「食事の前などにかたづけの時間をつくる」「持ち物の量を減らして管理しやすくする」のも、部屋を散らかさないポイントです。

### 転導性の特性を理解する

「あとでかたづけよう」と思っても、なにかに気をとられると忘れてしまいます。この性質を「転導性」といいます。

### 整理整頓できないのはなぜ？

注意が次々に移り、気をとられてしまうADHDの特性

なにからかたづけてよいかわからず、迷っているうちに後回しになる

**ペアレンティング**

- 物の場所を決める
- 親から誘っていっしょにかたづける

**NG**

- 「かたづけなさい」を連呼する
- サポートせずに子どもにやらせる

## 散らかりにくくするペアレンティング

苦手なかたづけは、簡単にできるしくみを整えてあげましょう。「いっしょにやろうか」という声がけも大事です。

### 物の場所をざっくり決める

細かく分けすぎると、かたづけがおっくうになる。カテゴリー別に大まかに仕分けることで、負担を減らそう

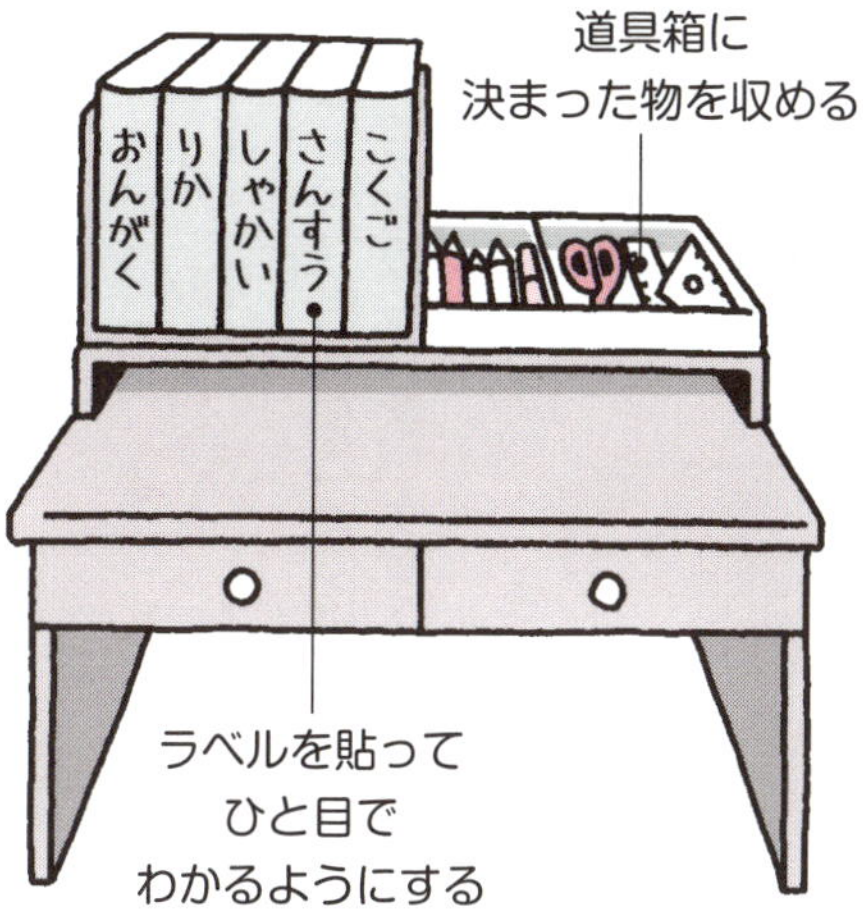

おんがく
りか
しゃかい
さんすう
こくご
道具箱に
決まった物を収める
ラベルを貼って
ひと目で
わかるようにする


### 子どもといっしょにかたづける

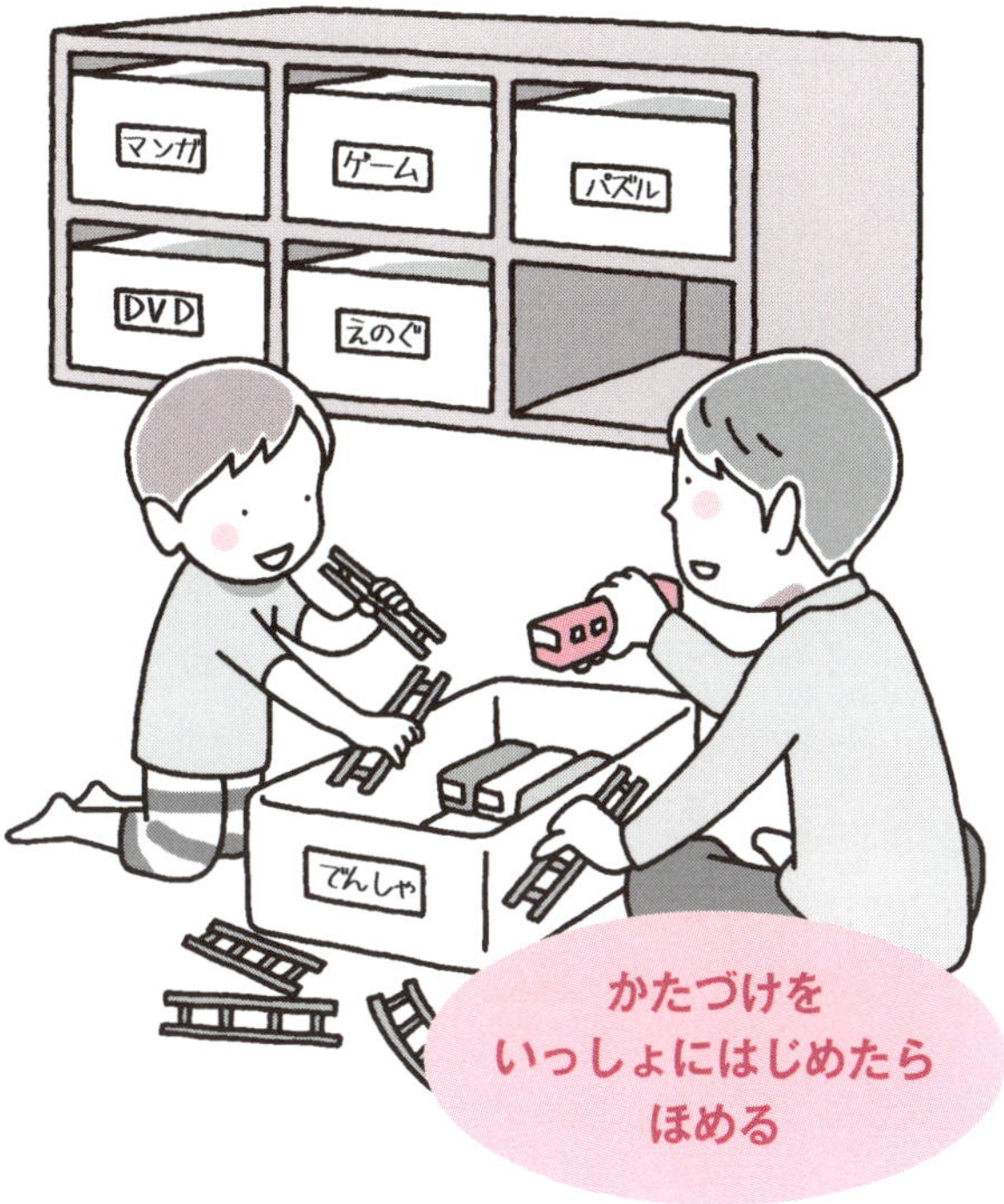

マンガ
ゲーム
パズル
DVD
えのぐ
でんしゃ
かたづけを
いっしょにはじめたら
ほめる


### 学校でのサポート

学校でも整理整頓の時間を意識的につくることで、紛失や集中力の低下を軽減することができる。

◆道具箱やロッカーの整理時間を設け、みんなで取り組む

◆整理後の写真を貼るなど、視覚化してみせる

◆配布物は、透明ファイルに入れるよう指示する

### 親子でかたづけが苦手なケースも多い

子どもがADHDでかたづけが苦手な場合、親も同じ特性をもつケースが多いようです。この場合、「サポートは難しいのでは？」と思われるかもしれませんが、そこはポジティブに「子どもの気持ちが理解できる」と考えましょう。子どもと同じ目線で、いっしょにかたづける習慣をつけましょう。

# スマホやゲームをやめられない

ADHDでは、集中が続きにくい一方で、好きなことには熱中する特性があります。なかでも多いのが、スマホやゲームをやめられないケース。生活リズムの乱れや依存症も心配です。

## 日によってルールや対応を変えない

まずはスマホの使い方やゲームの時間について、ルールを決めておきましょう。親が一方的に決めず、必ず子どもといっしょに決めてください。いったんルールを決めたら、しっかり守らせます。守れないときは、約束どおり淡々とペナルティを与えます。

逆に子どもがルールを守ったときは、しっかりほめてあげましょう。子どもが希望すれば、トークンエコノミー（→P71）をとりいれるのもよいでしょう。

ありがちなのが親のルール違反。「今回は大目に見るけど、次はダメだよ」では、次第にルールの意味が失われてしまいます。

### 「好きなこと」をやめられない特性がある

興味のあることや好きなことには集中して取り組むことができます。その分、自分自身で注意を切り替えるのは難しくなります。

#### なぜやめられないのか？

自分の好きなことにのめり込む特性がある

スマホやゲームをするときのルールがない

**ペアレンティング**

- はじめるタイミングと終了の時間をはっきり決める
- ルールが守れなかったときのルールも決めておく

**NG**

- スマホやゲームの使用を本人まかせにしている
- ルールがあってもきちんと守られていない

## 上手にやめさせるペアレンティング

スマホやゲームの終了時間をわかりやすくするといいでしょう。「タイマーが鳴ったら終わり」などの工夫で、親も時間を見過ごすことがなくなります。

### 子どもといっしょにルールを決める

- 子どものアイデアを採用する
- 子どもに選択させる
- 「自分で決めた」という自覚がルールを守る動機づけになる

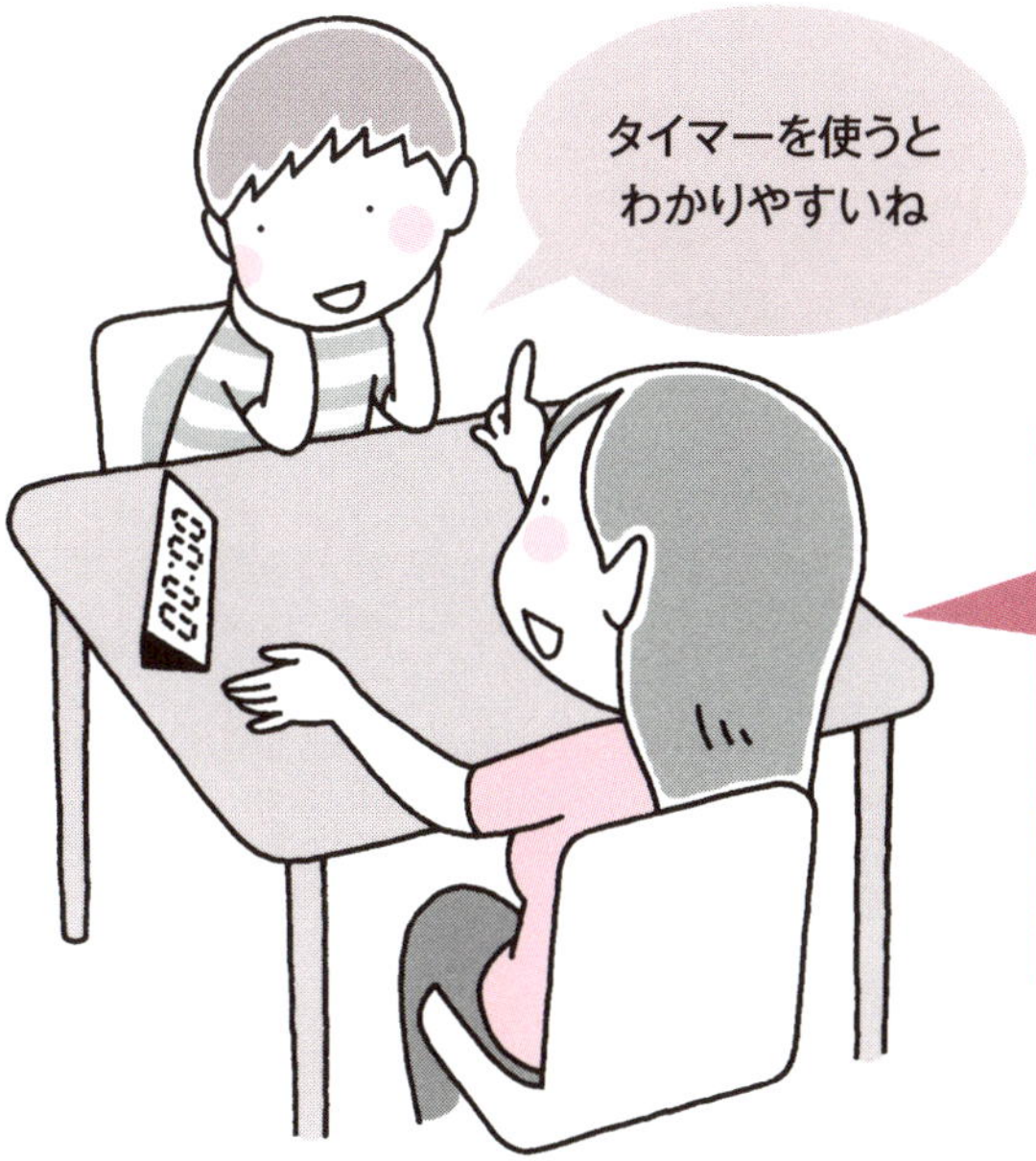

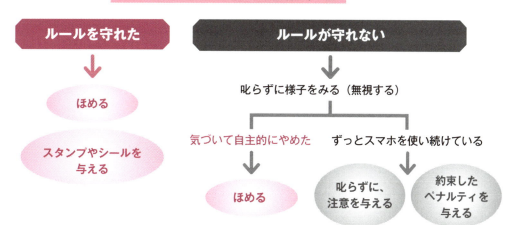


「スマホを使う時間を決めようね」

「ゲームは宿題が終わってからにしようね、できるかな」

「タイマーが鳴ったら終わりの合図だよ」

「約束が守れなかったらどうする？」

「次の日のゲーム時間を10分短くするのはどうかな？」

### ルールが守れるか観察する

**ルールを守れた**
↓
ほめる
スタンプやシールを与える

**ルールが守れない**
↓
叱らずに様子をみる（無視する）

- 気づいて自主的にやめた → ほめる
- ずっとスマホを使い続けている → 叱らずに、注意を与える／約束したペナルティを与える

人間関係

# 友だちとトラブルになる

友だちとのトラブルが続くと、いじめの対象になることもあります。親はトラブルになりやすい相手を把握しておき、いっしょに遊ぶときには、できるだけ親が近くで見守ることも必要でしょう。

## ブレーキがきかない特性を理解する

そのときの気持ちをすぐに行動に移してしまうという特性があります。悪気はないものの、トラブルにつながることがよくあります。

### トラブルになるのはなぜ？

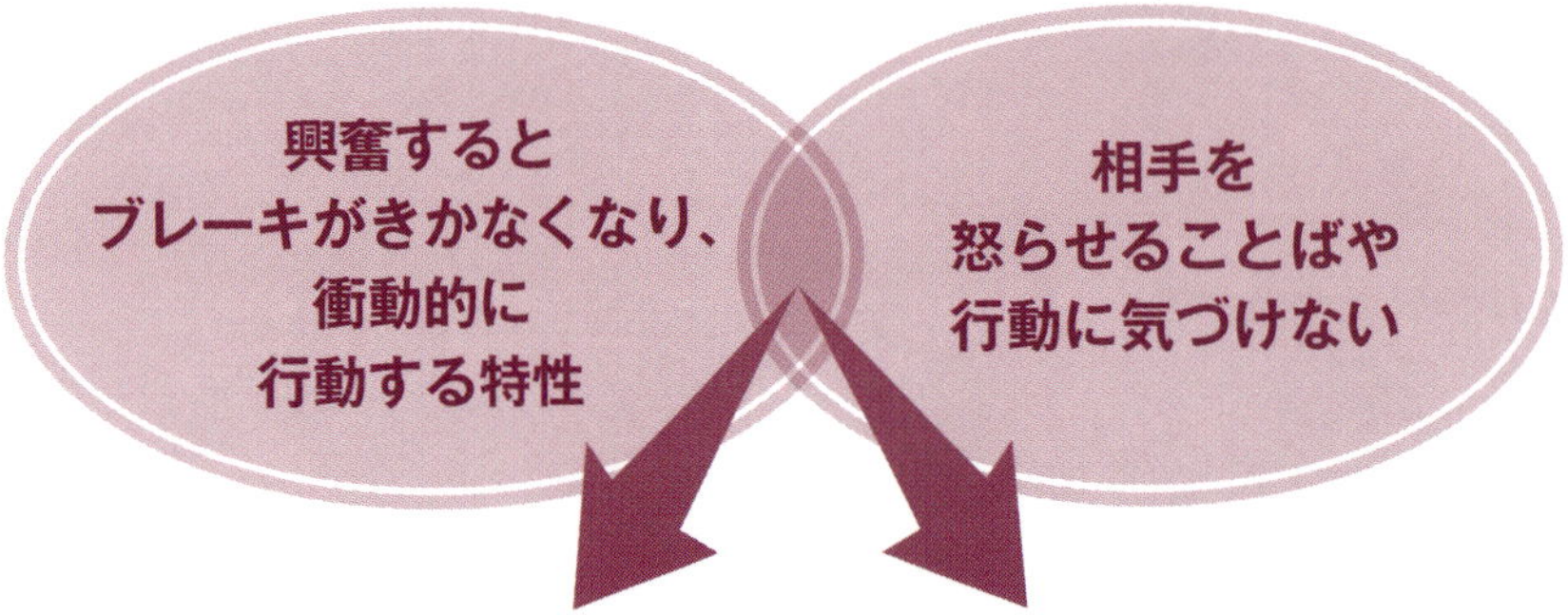

興奮すると
ブレーキがきかなくなり、
衝動的に
行動する特性
相手を
怒らせることばや
行動に気づけない


**ペアレンティング**

- 仲よく遊ぶルールを決める
- 「タイムアウト（→P79）」でクールダウンさせる
- ルールに従ってペナルティを与える

**NG**

- 間に入って感情的に叱る
- 原因をはっきりさせずに一方的に叱る

### 「がまんしなさい」では伝わらない

友だちとのトラブルが起こりやすいのは、「がまんが足りない」からではありません。いったん興奮すると、自分で感情や行動をコントロールすることができないのです。そのため、「がまんしなさい」と言い聞かせても、トラブルを回避することはできません。人づきあいの基本的なルールを教えて、くり返し実践し、身につけていくことが大切です。

感情や行動をコントロールする訓練法として「五秒ルール」があります。カッとなったら五つ数えさせて、衝動的な言動を抑える方法です。別室でクールダウンさせる「タイムアウト」も有効です。

## 仲よく遊ばせるペアレンティング

遊びの前に「ケンカはしない」と約束をし、ケンカになったらどうするかを決めておきます。仲よく遊べたときはほめることも忘れないようにしましょう。

### どんなことばが相手を怒らせるか教えておく

「バカ、アホ、じゃま、うざい、きもい、ちび、デブ、死ね」などのことばは、相手を傷つけ、怒らせることを事前に教えておく

### ケンカにならないか観察する

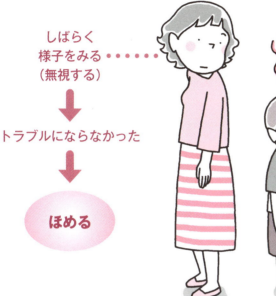

しばらく様子をみる（無視する）

↓

トラブルにならなかった

↓

**ほめる**

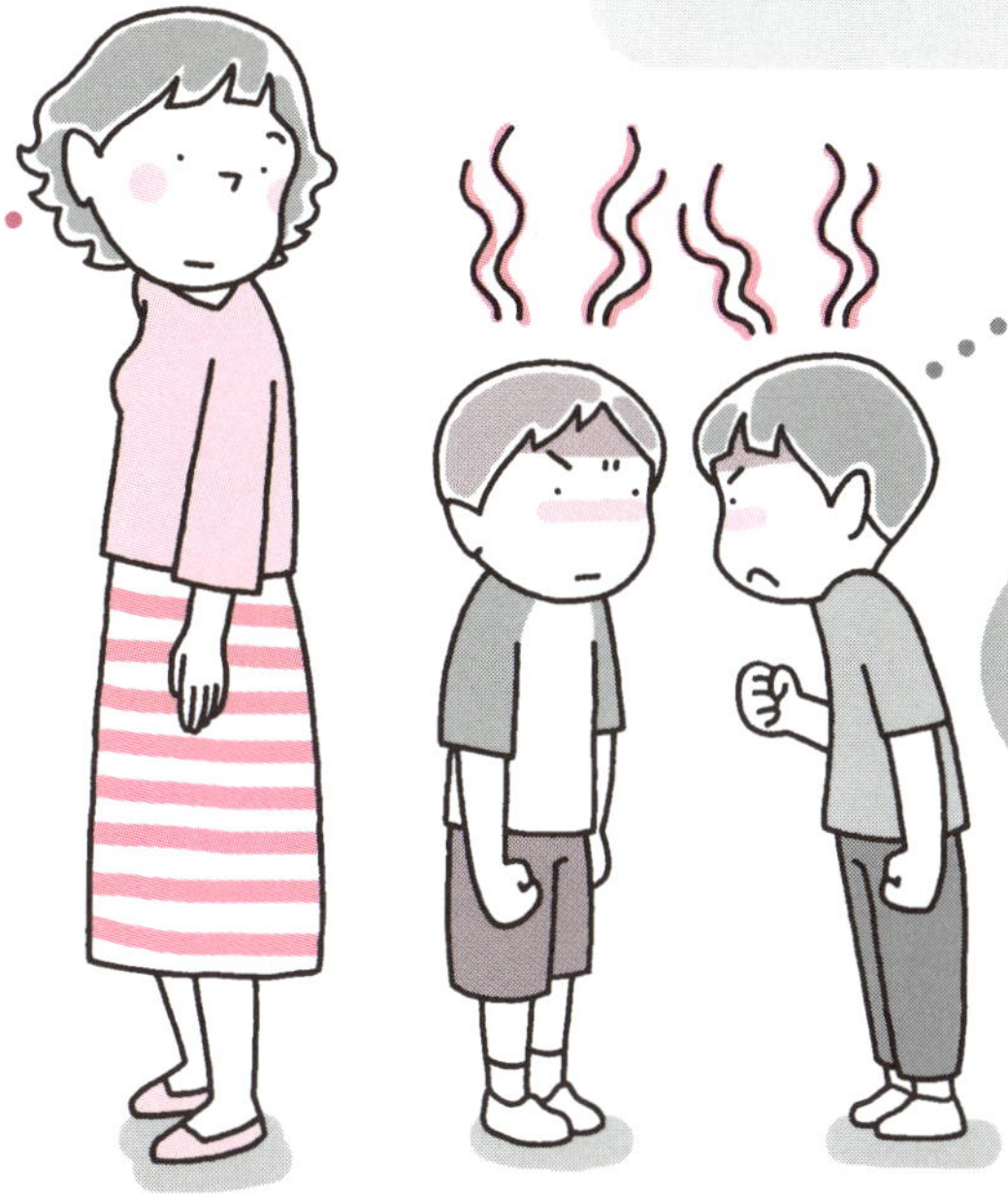

ケンカになった

↓

**ルールに従ってペナルティを与える**

例：遊びを中止させる、タイムアウトで5分間別室へ行かせる

### 別室でクールダウンさせる タイムアウト

タイムアウトとはペナルティのひとつで、みんなと離れた場所に移動させて、5～10分程度ひとりにする。クールダウンさせ、自分の行動の間違いに気づかせる意味がある

お説教などはせず「タイムアウト」と告げる

長すぎてはいけない

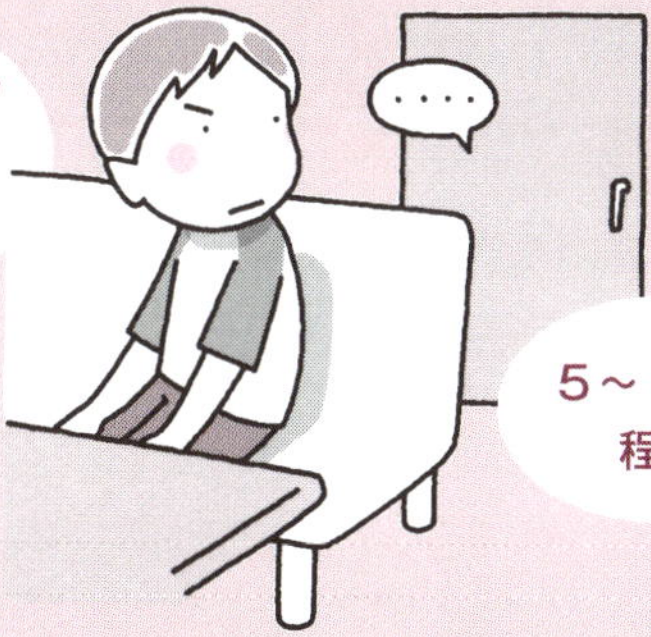


5～10分程度

かんしゃく

# かんしゃくがなかなかおさまらない

望ましくない行動に対しては、「無視をする」というのがペアレンティングの考え方です。かんしゃくが続くと、親もイライラしがちですが、落ち着いて冷静に対処しましょう。

## 子どもとの根くらべ。冷静に対応する

ＡＤＨＤでは、思い通りにならないことがあると、急に怒り出して暴れたり、泣きわめいたりすることがよくあります。「いい加減にしなさい！」と叱ってしまいがちですが、それでは子どもの興奮がヒートアップするだけ。親は冷静に「無視」をするのが適切な対応です。

周囲に迷惑がかかるようなら、別の場所でクールダウンさせます。声をかけたりせず、〝かんしゃくを起こしても要求は通らない〟ことを、子ども自身に気づかせることが大事です。子どもがあきらめて静かになったら、すぐにほめてあげましょう。

## 感情が抑えられない特性を理解する

興奮しやすく、自分で感情を抑えられないのもＡＤＨＤの特性のひとつ。厳しく叱っても、治るものではありません。

### かんしゃくを起こすのはなぜ？

怒りの感情をうまくコントロールできない特性がある

自分の要求が通らないと感情が高ぶって泣きわめく

**ペアレンティング**

- まず親が冷静になる
- クールダウンするまで待つ
- おさまらないときはペナルティを与える

**NG**

- 感情的に叱る
- 根負けして要求に応じる

## 気持ちをコントロールするためのペアレンティング

かんしゃくを起こしたときは相手にせず、計画的に無視をします。自分で落ち着くことができたら、ほめてあげましょう。

### 子どもといっしょにルールを決めておく

「お店では泣いたり、怒ったりせずにお買い物しようね」「約束が守れなかったときにどうするか決めておこうね」など、ルールを決める

### ルールが守れるか観察する

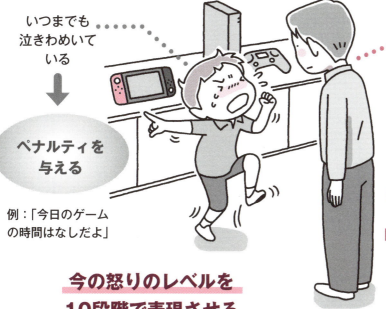

いつまでも泣きわめいている

↓

**ペナルティを与える**

例：「今日のゲームの時間はなしだよ」

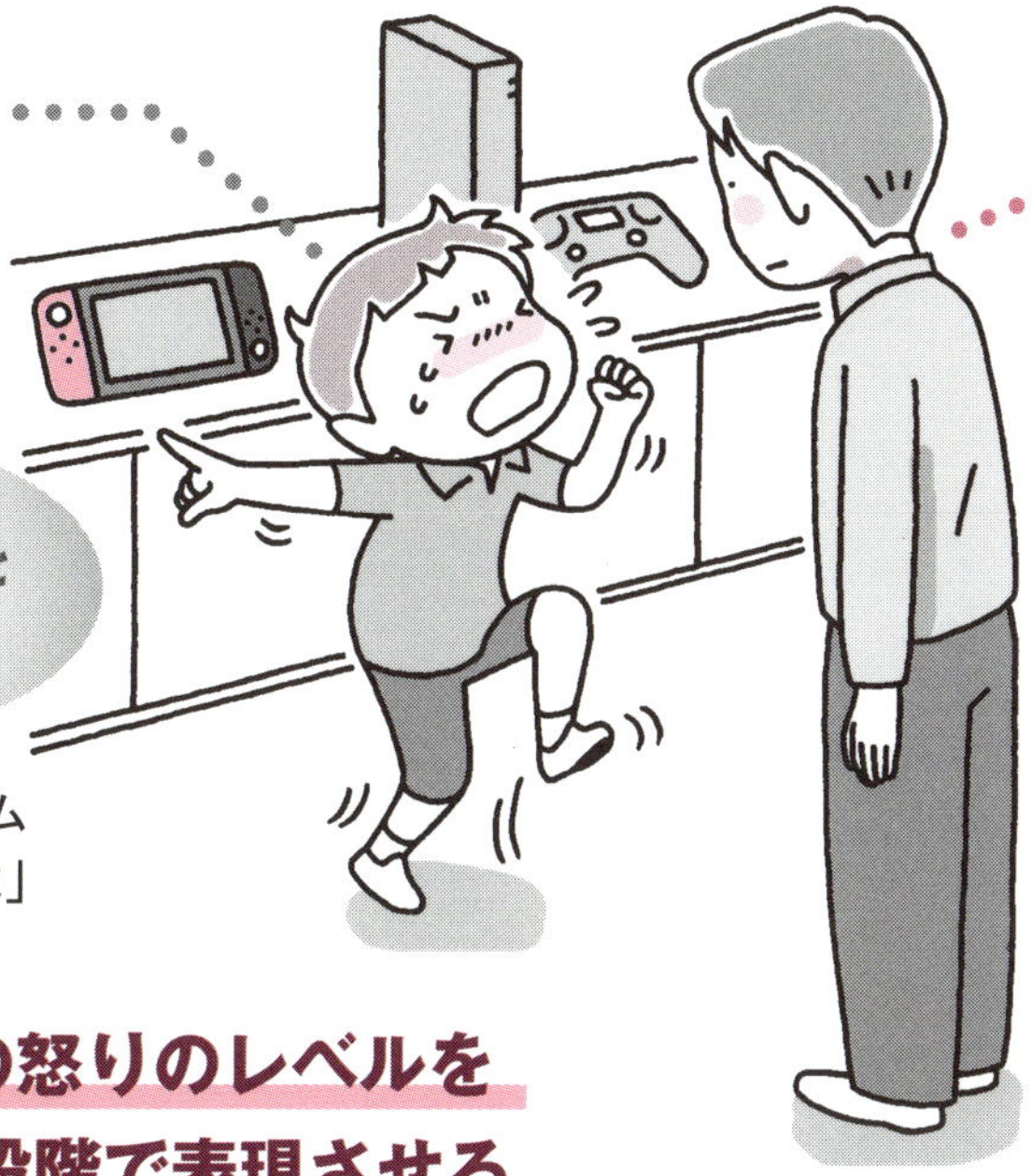

冷静に様子をみる（無視する）

↓

泣きやんで落ち着きを取り戻した

↓

**ほめる**

「落ち着けたね、えらいぞ」

↓

**泣いたり怒ったりせずに帰宅できたらスタンプやシールを与える**

（→P71トークンエコノミー）

### 今の怒りのレベルを10段階で表現させる

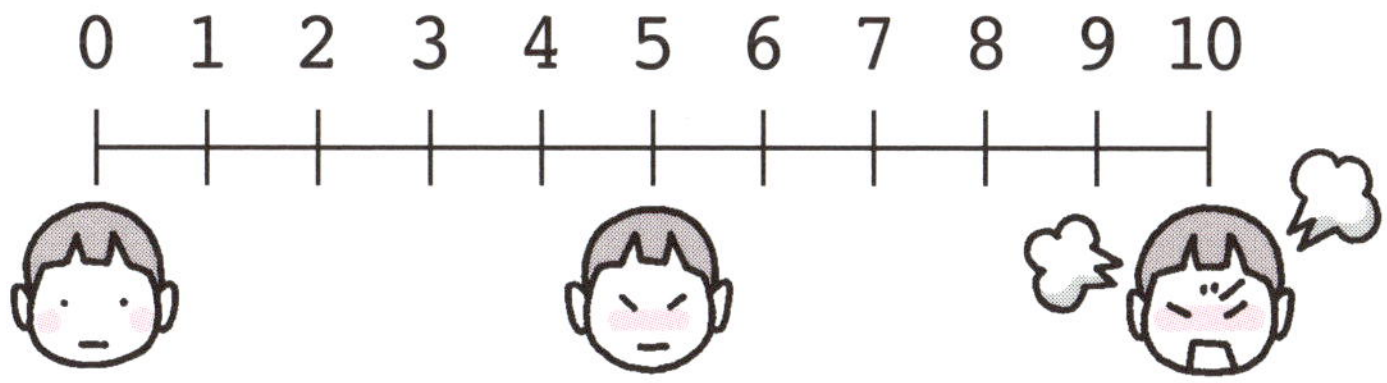


数値で示すことで、自分の状態を客観視できるようになる。
「怒りが2くらいになったらお話をしようね」などと声をかける

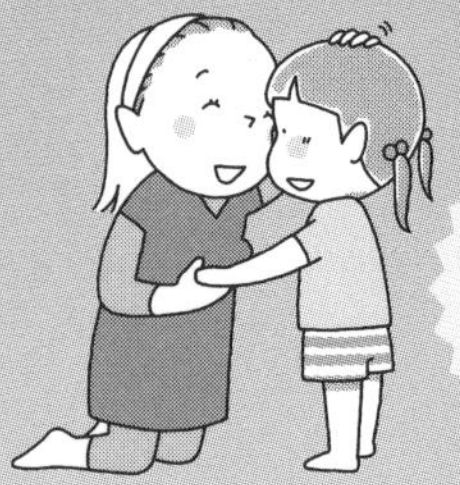

# 成功に導く ペアレンティングの三大原則！

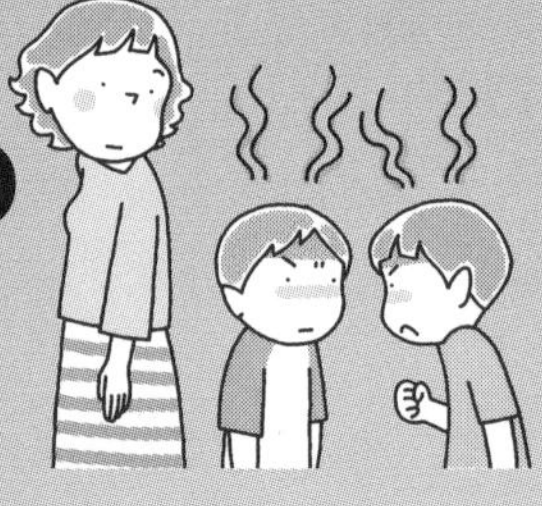

ＡＤＨＤの子どもの〝つまずきに寄り添う子育て〟がペアレンティングの基本です。「ペアレンティング」を成功させるためには、子どもの気持ちに目を向けることが大切。次の三大原則を常に意識して取り組みましょう。

## ① 親の「こうあってほしい」をかなえることが目標ではない

「いい成績をとってほしい」「しっかり計画的に行動してほしい」など、子どもに対する親の希望をかなえることがペアレンティングの目標ではありません。まずは子どもの特性を受け入れること。特性を受け入れ、親子の信頼関係をしっかり築くことが大切です。

## ② 「ほめる」と「ペナルティ」の間に「計画的な無視」を設ける

「物をなくす」「忘れ物をする」など、できないことに対してペナルティを与えてはいけません。この場合は、見守りながら淡々とスルーします。

「ほめる」と「ペナルティ」の間に、「計画的な無視＝教育的スルー」という大きめの枠を設けるようにしましょう。それが親子の信頼関係につながるよい緩衝材となります。

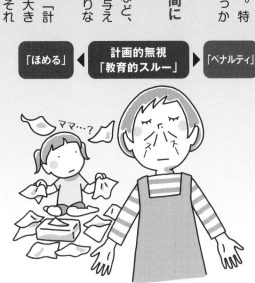

## ③ 親が感情的になってはいけない

親が感情的に叱ると、つらい体験はさらに強く子どもの心に刻まれます。

怒りを感じたときは、ゆっくり深呼吸をして、呼吸だけに集中します。これは、心を穏やかに保つ「マインドフルネス」という方法です。湧き上がる感情にとらわれず、子どもと情緒的に良好な関係を築けるよう心掛けましょう。

「ほめる」◀ 計画的無視「教育的スルー」▶「ペナルティ」

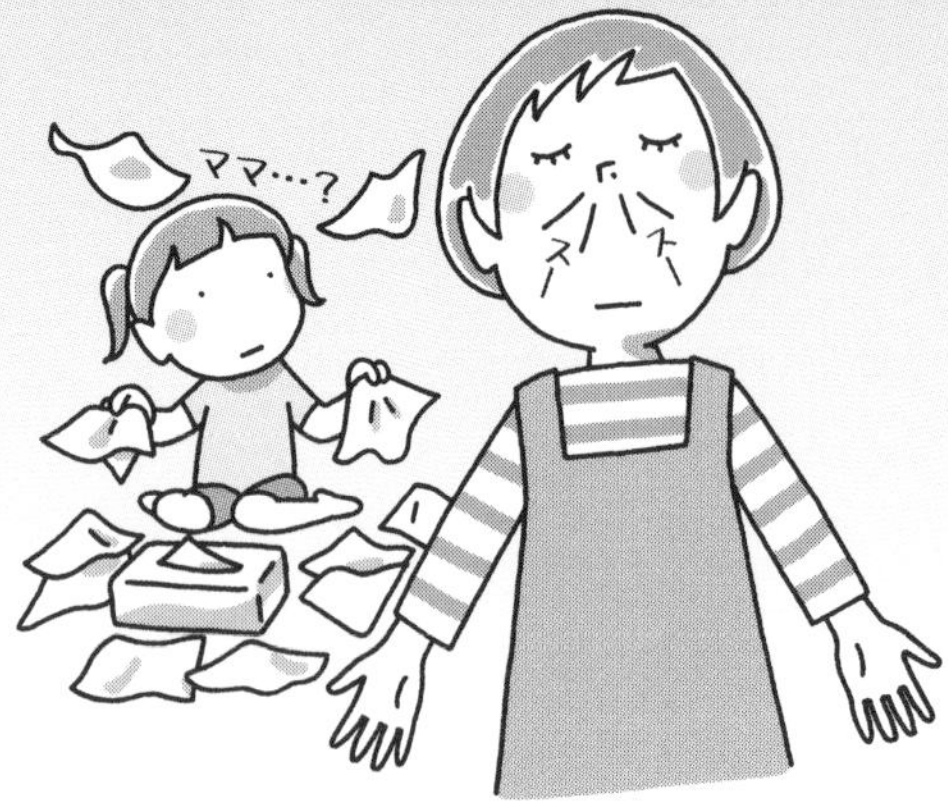

5

# 学校・地域と連携して支援を受ける

どんなサポートが必要なのか、どんな支援が可能なのか、
ADHDの子どもが安心して過ごせる環境づくりについて
親や関係者は連携して考える必要があります。
大人のADHDでは、就労に関する困りごとが増えます。
対処法や支援のあり方について知っておきましょう。

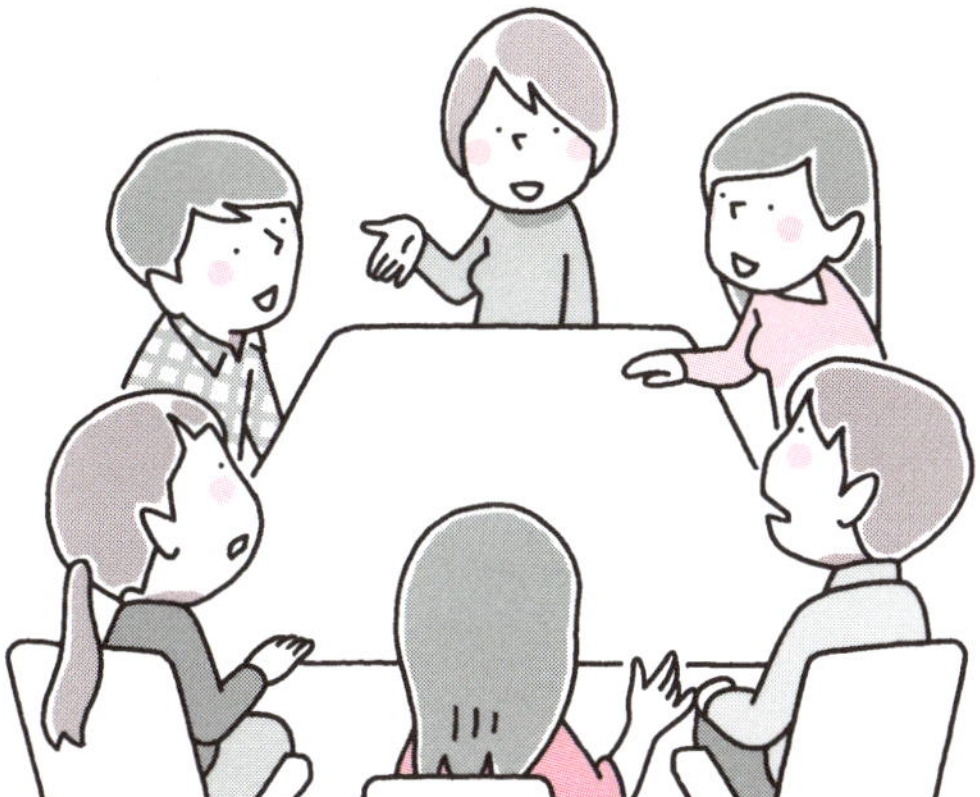

告知

# 本人・学校への伝え方とタイミング

本人や学校などに、ＡＤＨＤであることを、いつどのように伝えるかは、難しい問題です。年齢や子どもの性格、症状、園や学校の支援態勢などによって、臨機応変な対応が求められます。

## 本人に理解させることで自尊心が守られる

ＡＤＨＤの子どもは、特性ゆえの行動から叱責されることが多く、「自分はダメな子だ」と、自信をなくしがちです。そのため、本人にＡＤＨＤについて伝えることは、自尊心を守るという大切な意味があります。みんなと同じようにできないのは、ＡＤＨＤという特性のためとわかれば、むやみに自信を失わずにすむでしょう。

ただ、診断名や治療法などをきちんと理解できるのは、小学校高学年以降でしょう。小学校低学年までは「ほかの子どもよりも忘れやすい、じっとしていられない性質がある」という事実を、わかりやすく伝えてあげてください。

### 本人に伝える3つのポイント

本人の自尊心を傷つけないように、ことばを選びましょう。ただし、まどろっこしくならないように、わかりやすく端的に伝えることも大切です。

**1 「あなたが悪いからではないのよ」**

失敗することがあっても、本人が「悪い子、ダメな子」ではないことを伝える

**2 「“じっとしていることが苦手”な性質があるみたいだね」**

ほかの子どもに比べて「落ち着いていられない、忘れっぽい」などの性質があると伝える

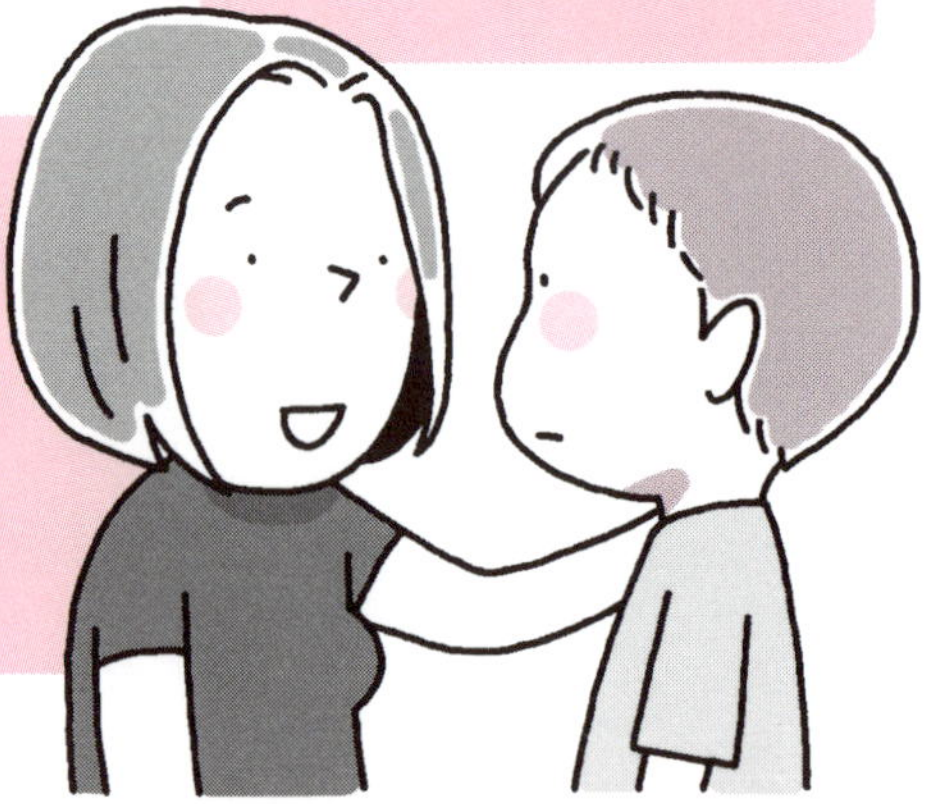

**3 「薬をのんで気をつければ、みんなと同じように行動できるよ」**

薬をのんで、対処法を身につけることで、みんなと同じように行動できるようになることを伝える

## 学校や周囲の人にも特性を理解してもらう

では、園や学校には、子どものADHDについて伝えておくべきでしょうか。子どもの特性から〝ほかの子どもと違う〟ことは、いずれ明らかになります。また、子どもがあらぬ誤解を受けて、つらい目にあわないとも限りません。

基本的には、ADHDであることを伝えておくのがよいでしょう。正しく理解してもらうためには、下記の四つのポイントを押さえて伝えるようにしてください。早く伝えなければと、焦ることはありません。担任の先生にはタイミングを見計らって伝えればよいでしょう。また、子どもの意見を聞いておくことも大切です。

学校には、ADHDのような特性のある子どもに対して合理的配慮をおこなうことが文部科学省より求められています（→P88）。園や学校と信頼関係を築き、できるだけ子どもの望む方向へ進めていきましょう。

### 園や学校に伝える4つのポイント

1. ADHDは脳の機能の偏りで起こる発達障害のひとつで、子どもの3～7％にみられる
2. 本人に悪意があったり、怠けたりすることが原因ではない
3. しつけが原因で起こる障害ではない
4. ADHDの子どもが園や学校で集団行動を送るためには、周囲の人の理解と協力が必要

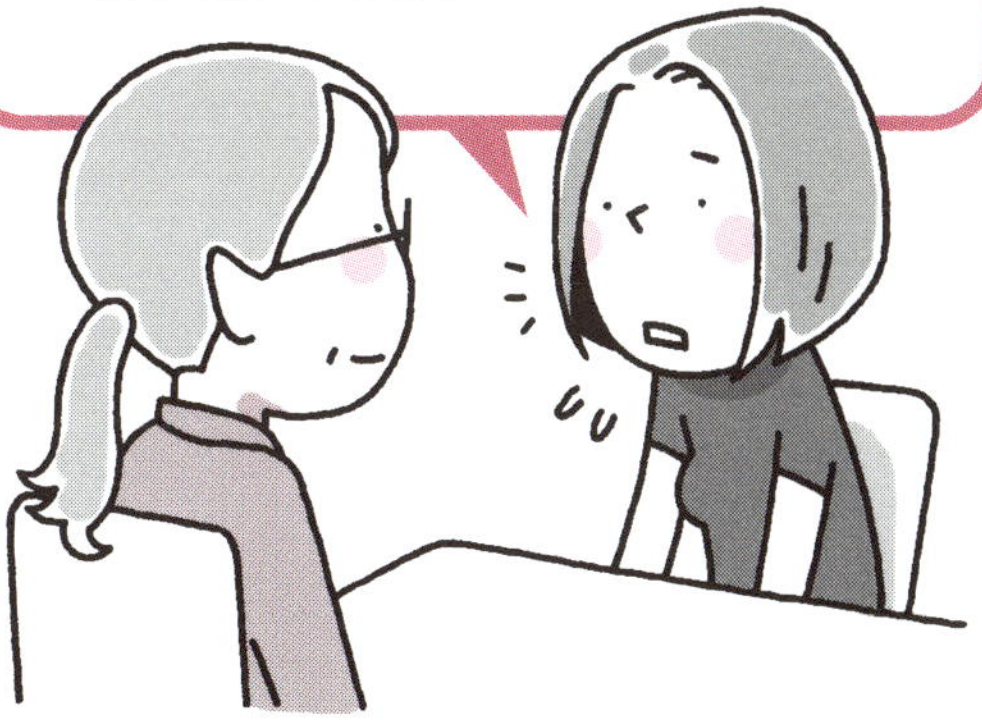

### 理解・受け入れのために先生に協力してもらう

**●先生からクラスメートへ**

「障害」という言葉は使わず、頑張ってもできない子がいることを伝える。「○○さんは、頑張ってやろうとしても、じっと座っていることが苦手だったり、咄嗟《とっさ》に行動したりしてしまうことがあるからサポートしてあげようね」など。

**●同級生の保護者へ**

クラスの中に特別な配慮が必要な子どもがいること、そして障害も個性のひとつとして受け入れていくことが、すべての子どもの心の成長につながることを理解してもらう。

社会資源

# 上手に活用して社会性をのばす

子どもの居場所は、家庭や学校だけではありません。さまざまな場所で人とかかわりあいながら、成長していきます。社会性を身につけるためには、習いごとやスポーツ活動に参加するのも一つの方法です。

## 楽しく学びながら得意な分野をのばす

子どもにとって園や学校は生活の大半を占めている場所です。しかし、集団行動の苦手なADHDの子どもは、その中で自信を失うことも少なくありません。

できれば、園や学校以外にも居場所を見つけられるとよいでしょう。習いごとやスポーツなど得意な分野をのばすことができれば、自信がもてます。また、違う地域の子どもとのかかわりは、ソーシャルスキルを身につけるのにも役立ちます。サッカーや野球などの団体競技、空手などの武道、珠《しゅ》算《ざん》教室や書道教室などのほか、ボーイスカウトやガールスカウトへの参加もよいでしょう。

**サッカーなどの団体スポーツを通して**

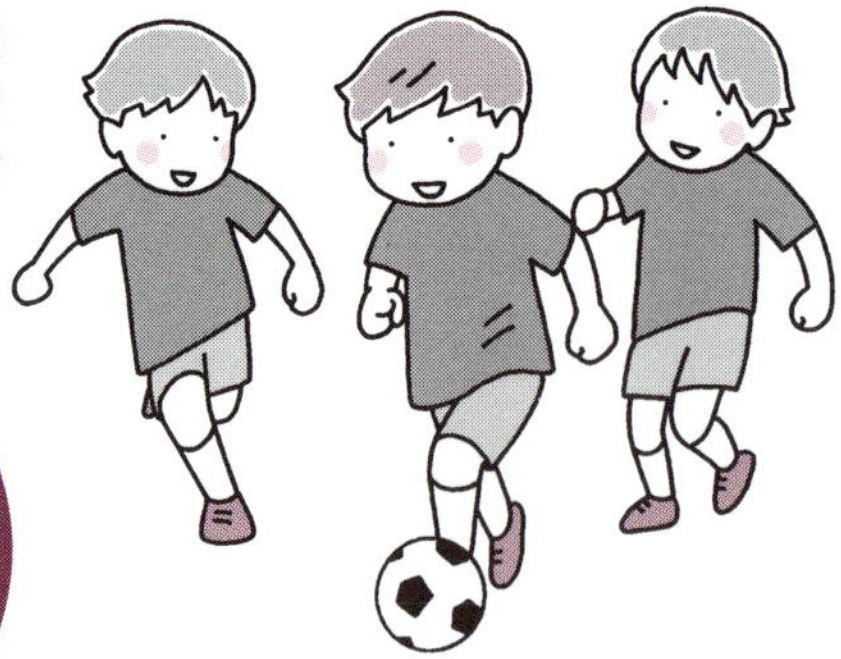

**本人にあった場所で社会性を身につける**

得意な分野で楽しく学びながら、社会性を身につけていくのが理想的です。ソーシャルスキル・トレーニングをおこなう施設もあります。

**医療機関や教育機関でおこなわれているソーシャルスキル・トレーニングを通して**

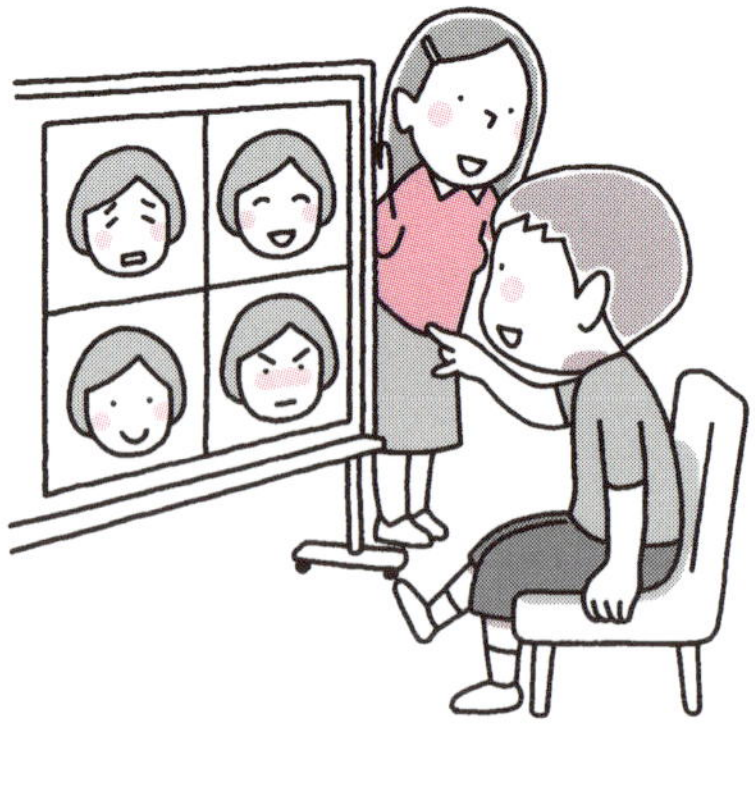

**習字や珠算などの習いごとを通して**

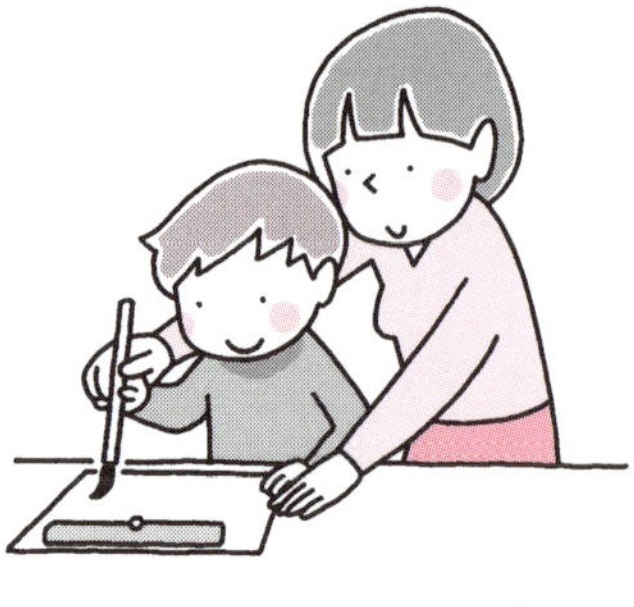

## 患者・家族を支援するサポートグループもある

医療機関や教育機関、保健センターなどの中には、発達障害の子どもを対象としたソーシャルスキル・トレーニングを実施しているところもあります。

また近年は、ＡＤＨＤを抱える患者やその家族の支援をおこなっているところも増えています。

たとえば、「親の会」や「家族会」は、発達障害の子どもを抱える家族自身が運営しているもので、実体験やそれにもとづいた有益な情報を発信しています。

当事者同士だからこそ、日ごろの困りごとを気兼ねなく相談できますし、ＡＤＨＤに関する最新の情報が得られるメリットもあります。ぜひ参加してみてください。

また、ＡＤＨＤを抱える本人が運営する「患者会（当事者会）」もあります。大人になってからも、同じ困りごとを共感しあえる仲間は、心強い存在になるでしょう。

### 悩みや情報を共有できるサポートグループ

ADHDの子どもを抱える親の会や家族会などでは、悩みを話しあったり、対処法へのアドバイスを共有したり、有益な情報を交換することができます。

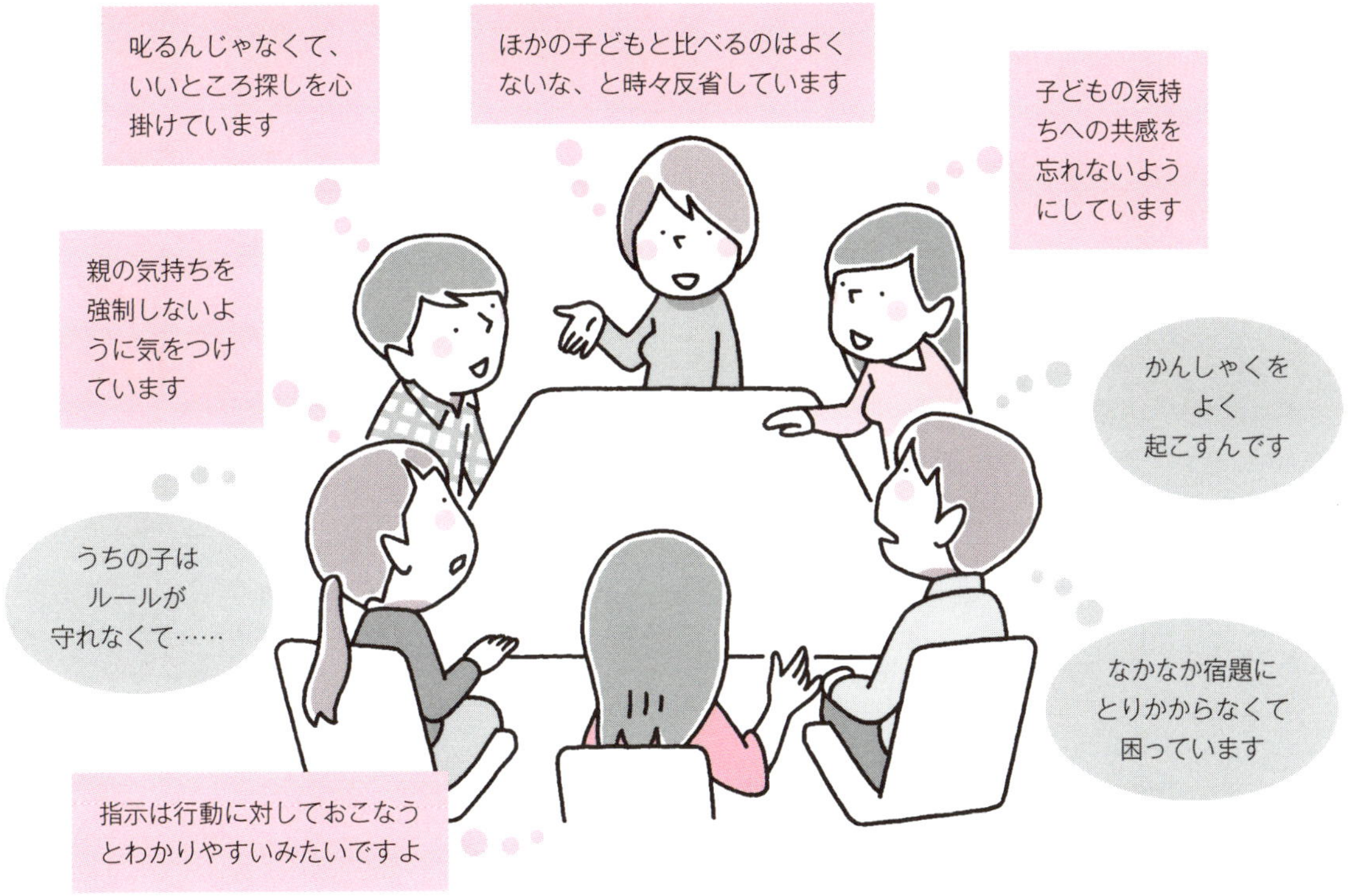
叱るんじゃなくて、いいところ探しを心掛けています
ほかの子どもと比べるのはよくないな、と時々反省しています
子どもの気持ちへの共感を忘れないようにしています
親の気持ちを強制しないように気をつけています
かんしゃくをよく起こすんです
うちの子はルールが守れなくて……
なかなか宿題にとりかからなくて困っています
指示は行動に対しておこなうとわかりやすいみたいですよ

合理的配慮

# ともに学ぶために受けられる支援

二〇一三年に「障害者差別解消法」が制定されました。このなかで、社会全体に求められているのが「合理的配慮」です。

## 障害があってもなくても同様にいられる配慮が必要

現代の社会は、学校でも会社でも、大多数の障害のない人にあわせてつくられています。そのため、障害のある人が障害のない人と同じように利用しようとしても、同じサービスが受けられないなど、さまざまな困りごとが出てきます。その解消に必要な変更・調整を「合理的配慮」といいます。一人ひとりにあわせて〝便宜を図る〟ことだといえるでしょう。

行政機関の合理的配慮の提供は、二〇一三年に制定された「障害者差別解消法」で義務化されました。また、二〇二四年四月より、事業者においても合理的配慮の提供が義務化されました。

### 合理的配慮ってなに？

◆合理的配慮とは、障害のある子どもが、障害のない子どもと同様の機会を得るために必要な変更・調整（過度な負担がないことも大切）

◆意思の表明の有無にかかわらず、その子どもが十分な教育・保育を受けられるかの視点から判断していくことが重要

◆合理的配慮は障害のある子どもに対して提供されるが、同時にまわりの子どもやその保護者への理解啓発を推進していく必要がある。障害のあるなしにかかわらず、自尊感情を保つことが重要

◆合理的配慮は、本人・保護者・教員等がいっしょに考え、関係性を構築していくプロセス（合意形成）が大切

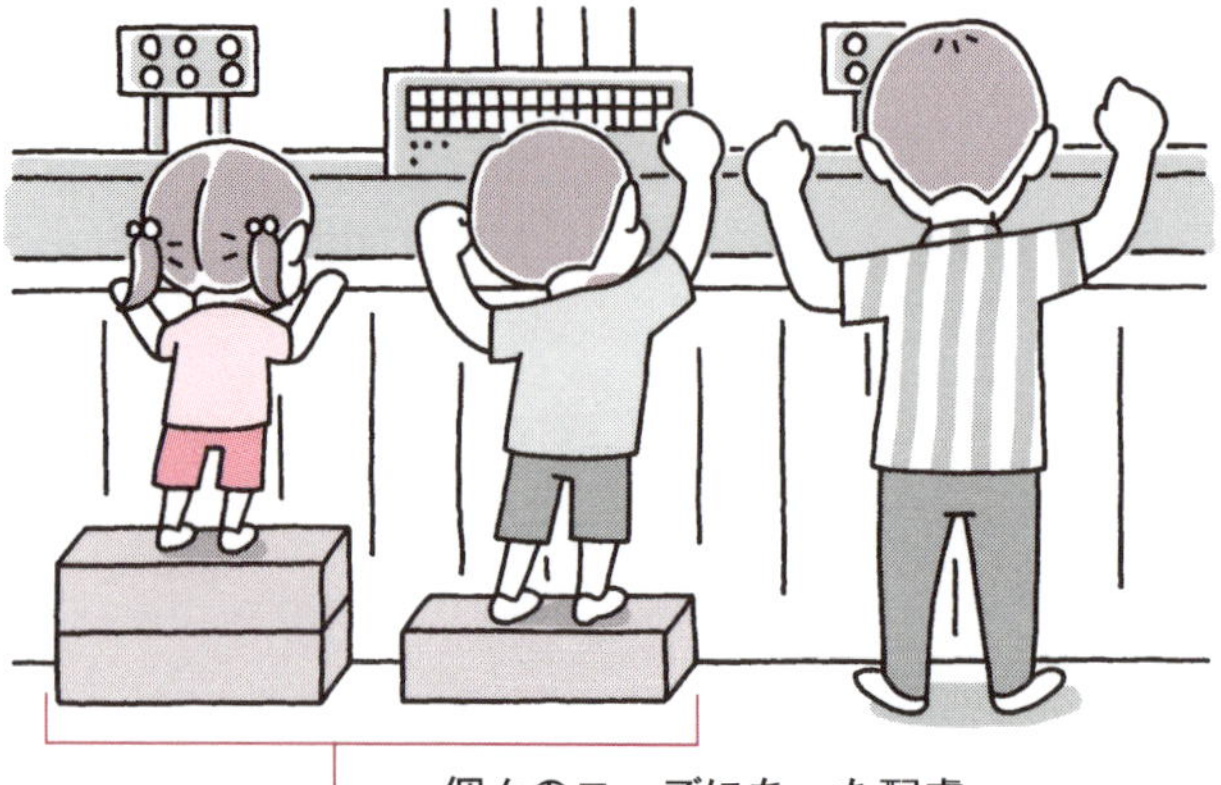

## 十分な話しあいと相互理解が欠かせない

たとえば、ADHDで書字が苦手な子どもが、合理的配慮を受けるにはどうすればよいでしょうか。まず子どもの希望を考慮しながら、配慮してもらいたい内容をまとめます。次に本人・保護者から担任の先生や特別支援教育支援員（→P95）などに相談し、学校側と話しあいます。

書字の負担を減らす工夫としては、「書字を終えるまで板書を消さない」「パソコン入力を認める」「板書をタブレット等で撮影することを認める」などが考えられます。担任の負担やクラス全体への影響も含めて検討されます。

本人・保護者と学校側がともに納得できる内容であれば合意し、実施していきます。その後も子どもの様子をみながら、定期的に改善・見直しをおこないます。

配慮してほしいことを具体的にして話しあいを重ね、相互理解を深めていくことが大切です。

国立特別支援教育総合研究所のサイトでは、指導・支援に関する実践事例を検索することができる

〈ホームページ〉
https://cpedd.nise.go.jp/rikai/goritekihairyo/jirei

## 社会的なバリアを取り除くために

合理的配慮は、話しあいと相互理解により、社会的なバリアの解消を目指すものです。困りごとがあれば積極的に相談してください。

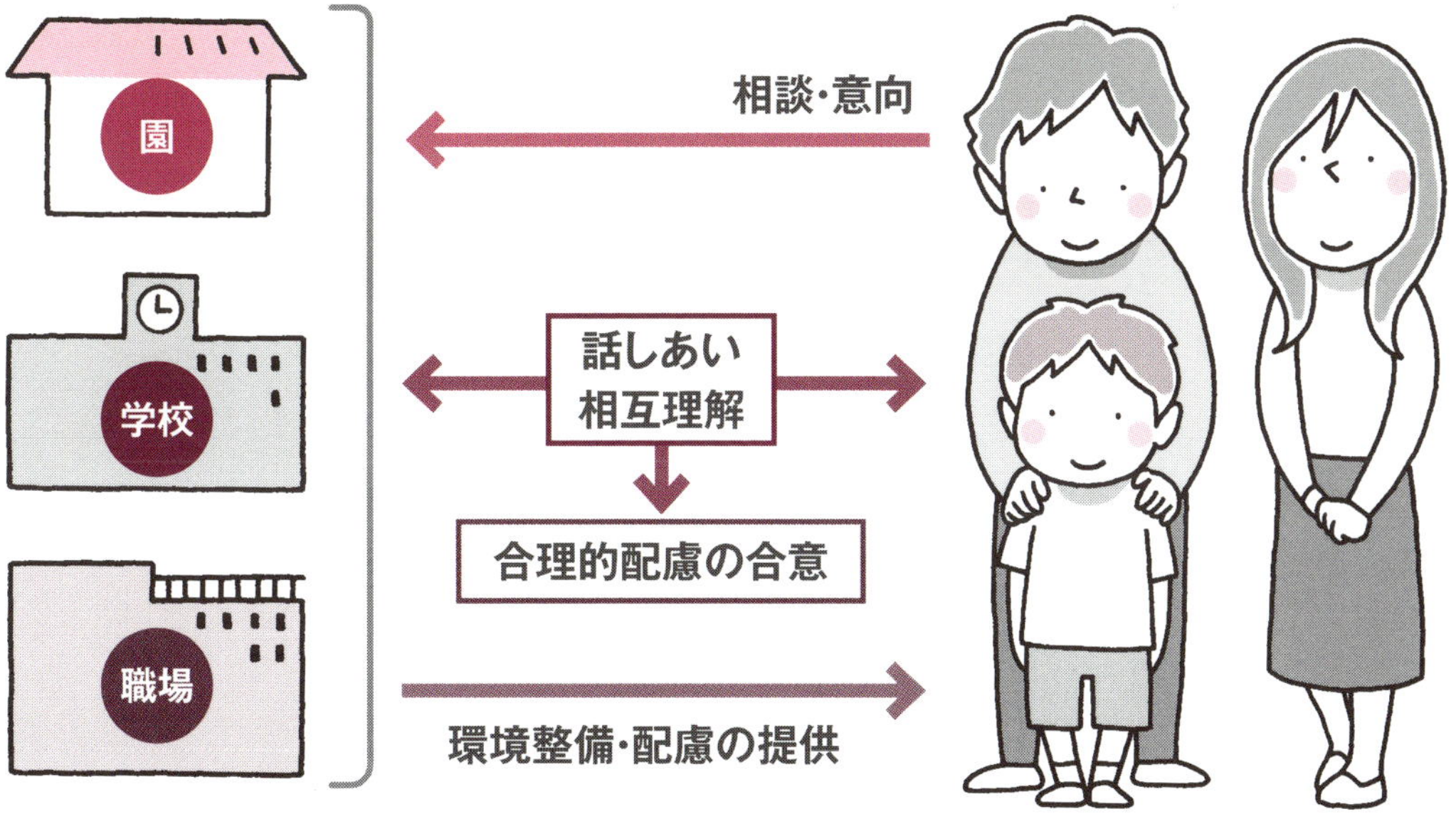

# 教室の環境、席順などへの配慮

ＡＤＨＤの子どもの目線になると、教室の中には、気になる刺激があちこちにあるのがわかります。掲示物や席順に配慮するなど、集中しやすい環境に整えることが大切です。

## 掲示物などできることから取り組む

園や学校でおこなえる支援として、まず取り組みやすいのが「環境の整備」です。教室には学用品や掲示物などたくさんの物があり、人もたくさんいます。視覚・聴覚が常に刺激されるので、ＡＤＨＤの子どもが集中を保つのは非常に困難な環境だといえます。

目や耳から入る刺激は極力減らし、学習に取り組みやすい環境づくりを目指します。「掲示物を減らす」「座席は最前列の中央にする」など、ちょっとした工夫でも効果があります。多動や不注意が現れるきっかけは人それぞれなので、様子をみながら、環境の改善をはかっていきましょう。

### ADHDの子どもはこんなことが気にかかる

教室内で目や耳から入るさまざまな情報が、ADHDの子どもの集中を妨げます。

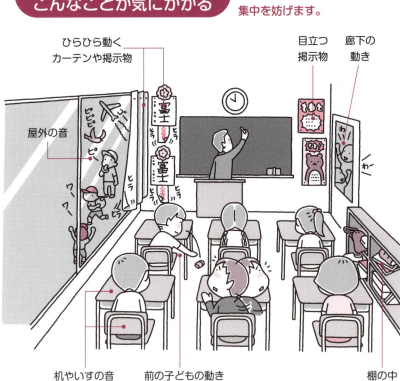

ひらひら動くカーテンや掲示物
目立つ掲示物
廊下の動き
屋外の音
机やいすの音
前の子どもの動き
棚の中

## 集中できる教室づくりの工夫

座席の位置の変更や、掲示物の貼り方を変えるなどの工夫で、ADHDの子どもは集中しやすくなります。

### 座席は最前列の中央がベスト

最前列の中央は、先生の正面になるので余計な刺激が入りにくい。窓際や出入り口付近はNG。トラブルを起こしやすい子どもとは離れた席にする

### 掲示物はできるだけ後方へ。動かないように留める

掲示物はできる限り減らし、必要なものだけを教室の後方に移動させる。黒板まわりをスッキリさせるのがよい。また、掲示したものは、風でひらひらしないよう、しっかり留めておく

### 音に対する配慮を

耳栓やイヤーマフをつけるほか、ヘッドフォンで小さくBGMを流す方法もある。机やいすの脚にゴムのカバーを被せることで、机やいすの音が気にならなくなる

### ついたてで集中できる場所を確保する

机の左右に簡単なついたてを置いて、視界に入る情報を減らす。壁のほうに向かって作業したほうが、集中できることもある

### 棚やロッカーは布でカバーする

棚やロッカーには布で簡易的なカーテンを取り付け、中身が見えないようにする。色は緑や青など穏やかなものを選ぶとよい

# 「短時間で区切る」など授業中の配慮も

ADHDの子どもの特性に配慮した授業は、すべての子どもの関心と理解度を高めるのに役立ちます。クラスみんながわかりやすく、楽しい授業が理想的です。

## 困りごとを解決できる道具を使用する

ADHDの子どもはLD（学習障害）をあわせもつことも多く、文字を読んだり、書いたりするのが苦手なケースがよく見られます。このようなときは、教材の工夫や支援ツールを利用することで、負担を減らすことができます。

たとえば、音読補助シートを使えば、読むべき行がひと目でわかるので、そこだけに注意を向けやすくなります。また、文字を書くのが苦手な子どもには、大きいマス目で行も広いものを用意するとよいでしょう。苦手な部分を補うために、必要に応じて、学習用端末の使用範囲を広げるなどの支援も必要です。

## 教材の工夫・支援ツールの導入

本人が苦手なことを無理にやらせるのではなく、困難を軽減するための教材や支援ツールを導入しましょう。

### 音読補助シートの利用

シートを使うと、読むべき行だけが見えるので、ほかの行に気をとられなくなる

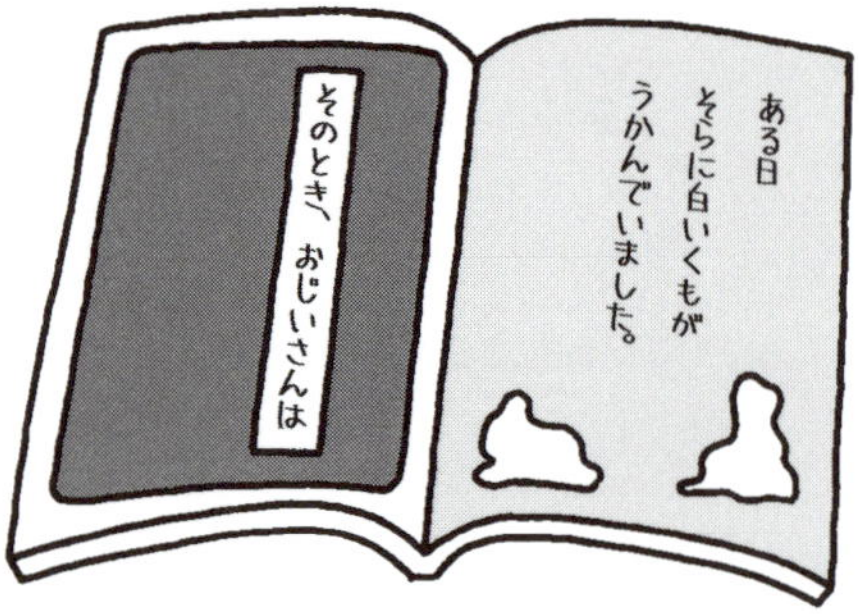
ある日
そらに白いくもが
うかんでいました。
そのとき、おじいさんは

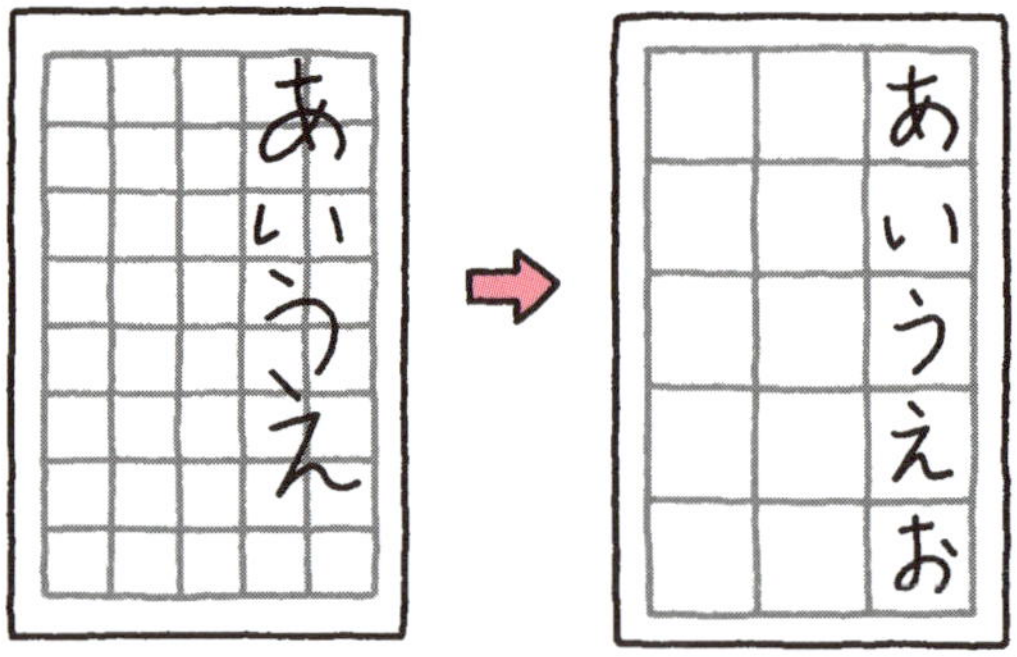


### マス目の大きなプリント

小さな文字を書くのが苦手な子どもには、マス目が大きく行が広いものを用意するとよい

## 授業はわかりやすく、視覚化する工夫を

ADHDの子どもは同じ作業を長い時間集中しておこなうのは難しいので、授業は「スモールステップ」で進めるのがポイントです。

作業や課題を、一つずつ進めていきます。指示を出す際は、一度にあれこれ言わず、「○ページを開きなさい」などのように、一つだけ指示するのがコツです。

このときに、ページを開いた教科書を見せるとよいでしょう。「聞く」だけよりも、「話す、書く、見る、触る」など、さまざまな感覚に訴えたほうが、関心を引くことができるからです。

マグネット付きの絵カードや指導用ビデオ、ブロック教材、具体物（りんごやボールなど）を、積極的に活用してみてください。一つの課題に取り組めたら、その都度、ほめてあげると意欲と自信につながります。テストや宿題も、できることから段階的に進めていきましょう。

### 授業中に必要な配慮

簡潔な指示を心掛けます。スモールステップで課題を区切りながら積み重ねていきましょう。途中に小休止があると、さらに集中力を保つことができます。

#### 指示は簡単に。1日の見通しを視覚化する

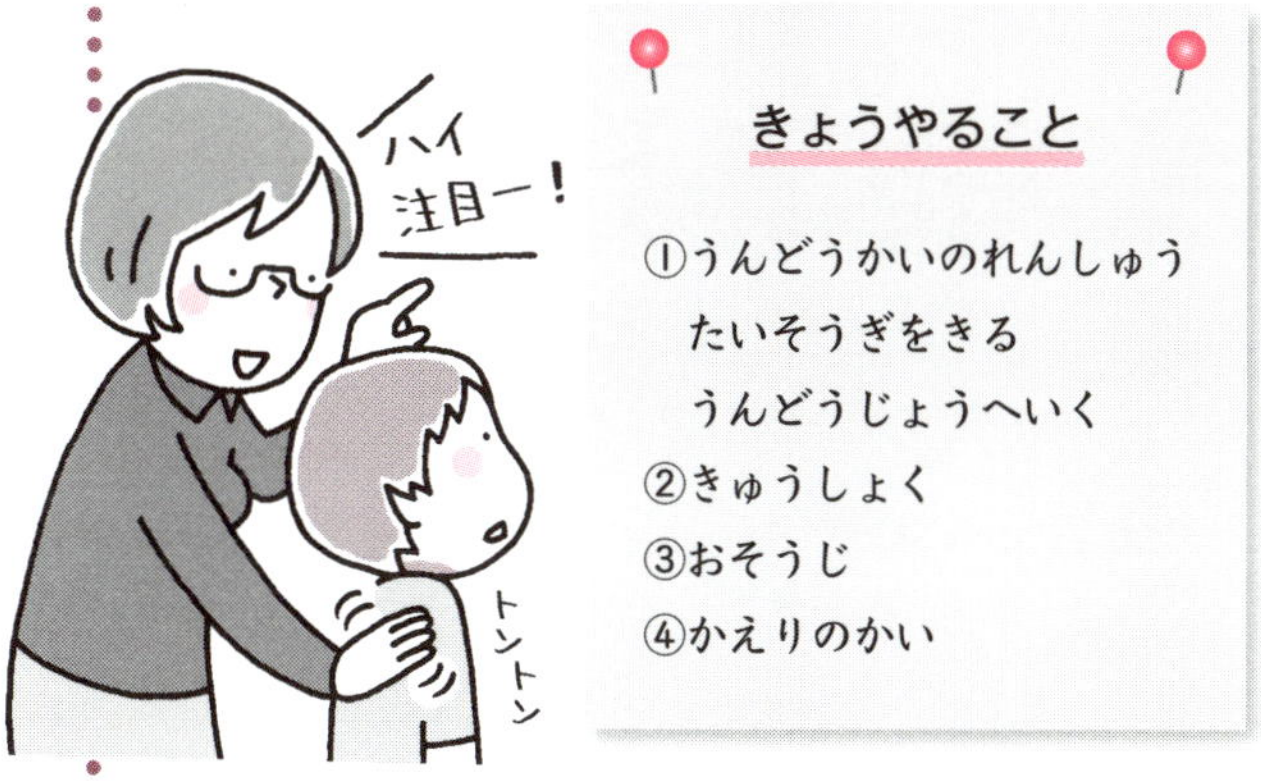

ハイ注目ー！
トントン
きょうやること
①うんどうかいのれんしゅう
たいそうぎをきる
うんどうじょうへいく
②きゅうしょく
③おそうじ
④かえりのかい


スケジュールを視覚化して、見通しをもたせておくのもよい

#### クールダウンできる避難場所をつくる

がまんできなくなったときに逃げ込める避難場所をつくっておく。保健室なら、養護教諭と連携して対応できる

#### 個別に声をかける

課題に取り組むときは「あと5分だけ集中しよう」など声をかける。宿題は、状況に応じて難易度や量を調整する

#### 配布物を配るなど動ける時間をつくる

ずっと座っているのは苦痛になる。「配布物を配る、教材を持ってくる」などの仕事を与え、動ける時間を設けるとよい

# 通常学級で支援が受けられる

ＡＤＨＤの子どもが学校に進むときは、通常学級に入るのが一般的です。通常学級で支援員のサポートを受ける方法や、通級指導教室に通いながら支援を受ける方法もあります。

## ＡＤＨＤの大部分は通常学級で対応できる

ＡＤＨＤの子どもの大半は、通常学級で受け入れられています。

ただ、併存する障害などがある場合には、特別な配慮と支援が不可欠です。授業中に先生が頻繁に声がけをしたり、個別に指導したりしなければ、通常学級で勉強を進めていくことは難しいでしょう。特別支援教育支援員をつけたり、通級指導教室に通ったりするなどのサポートも考えられます。

また、ＡＳＤや知的障害をあわせもつ場合は、特別支援学級で手厚い支援を受けたほうが、安心して通学できるケースもあります。子どもの希望も聞きながら、安心して通える方法を探しましょう。

COLUMN

### インクルーシブ教育とは?

国連が提唱した「障害者の権利に関する条約」第二四条では、「障害者が障害に基づいて一般的な教育制度から排除されない」という、教育の権利がうたわれています。この考え方に基づいたのが「インクルーシブ教育」です。

インクルーシブ（inclusive）は「包括的な」という意味。イタリアでは一九七〇年代から特別支援学校などが全廃され、アメリカやカナダでも原則、地域の子どもは通常学級で学び、それ以外の場での教育は例外とされています。

しかし日本では、特別支援学校や特別支援学級を〝一般的な教育制度内のもの〟と位置づけ、障害のある子どもを分離して学ばせることも〝インクルーシブ教育〟とみなしています。これが真の意味でのインクルーシブ教育かどうか、よく考えなければなりません。

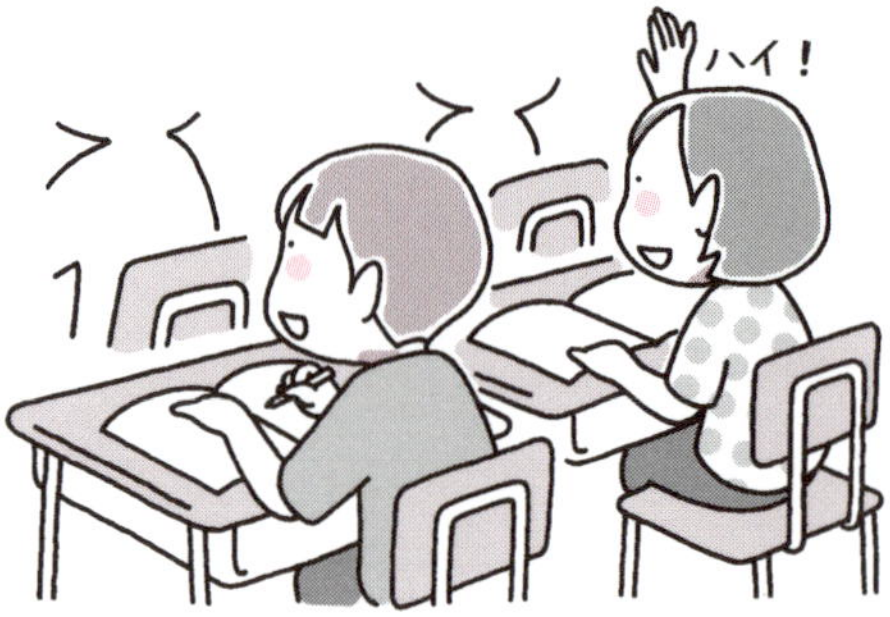

## 子どもにとってベストな選択を

それぞれの学級で、子どもの特性にあわせた指導や支援を受けることができます。子ども自身が安心して通えることがいちばん大事です。

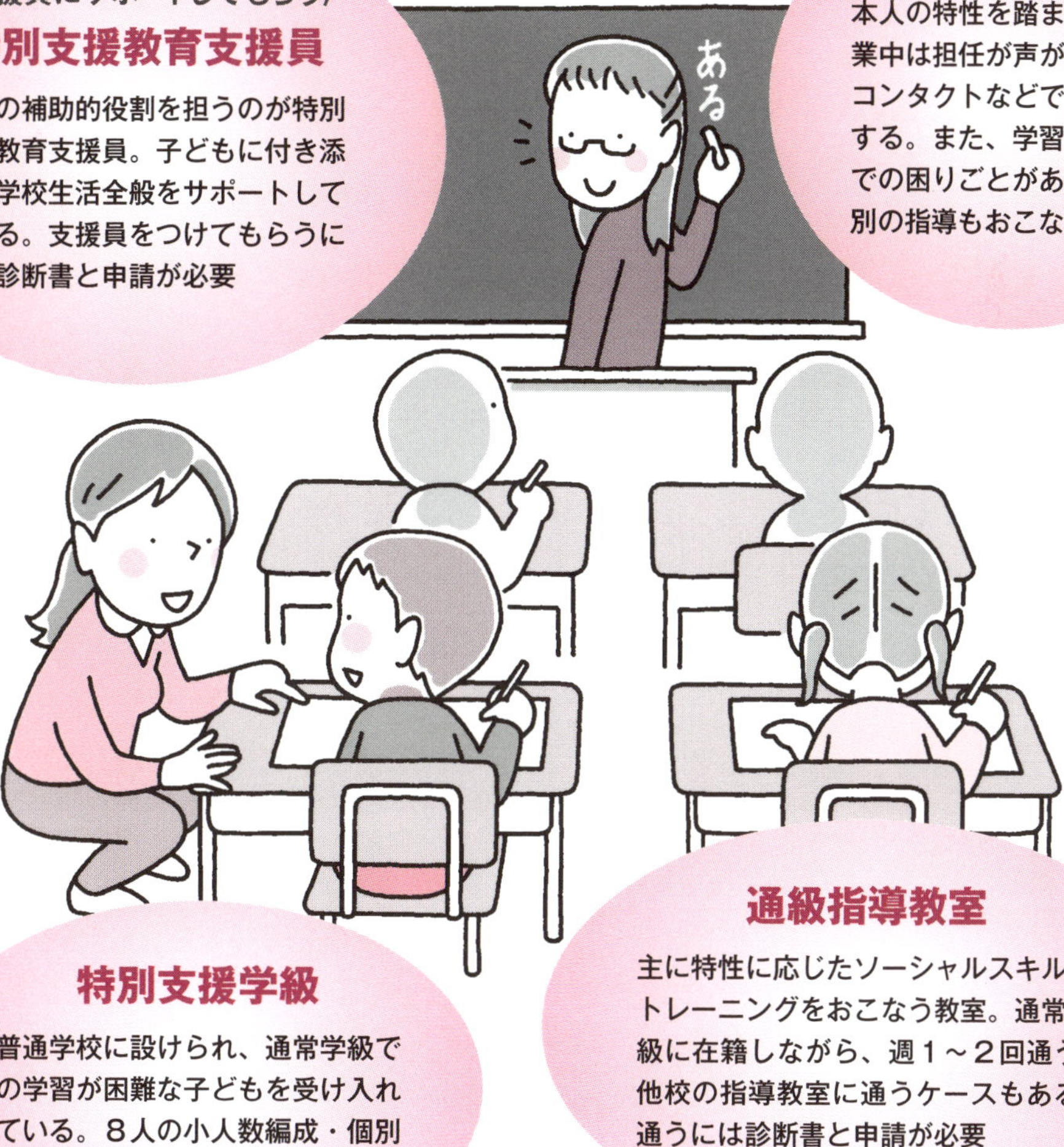


〈支援員にサポートしてもらう〉

### 特別支援教育支援員

担任の補助的役割を担うのが特別支援教育支援員。子どもに付き添い、学校生活全般をサポートしてくれる。支援員をつけてもらうには、診断書と申請が必要

### 通常学級

本人の特性を踏まえて、授業中は担任が声がけやアイコンタクトなどでサポートする。また、学習・生活面での困りごとがあれば、個別の指導もおこなう

### 特別支援学級

普通学校に設けられ、通常学級での学習が困難な子どもを受け入れている。８人の小人数編成・個別指導体制。診断書と申請が必要

### 通級指導教室

主に特性に応じたソーシャルスキルのトレーニングをおこなう教室。通常学級に在籍しながら、週１～２回通う。他校の指導教室に通うケースもある。通うには診断書と申請が必要

※自治体により名称が異なる場合がある

# サポートを受けながら「不得意」をのり越える

社会人として働くようになると、スケジュール管理や書類整理など、苦手な作業も増えてきます。自分にあった工夫で、不得意を補っていきましょう。相談機関のサポートも積極的に活用してください。

## 自分の特性を知り向いている職業を選ぶ

ＡＤＨＤの特性は、脳機能の偏りからくるものです。そのため、大人になっても、特性をもち続けるケースがあります。特性による困りごとは、環境の改善や周囲の対応、本人の努力次第などで軽減できます。ただ、それでも向き不向きがあることは、理解しておいたほうがよいでしょう。

ＡＤＨＤの人が苦手なのは、正確さが求められる作業や長時間集中力を求められる作業です。一方、行動力や最新情報が求められる仕事、斬新なアイデアや企画力が求められる仕事は向いているでしょう。起業家やアーティストとして活躍する人もいます。

### 不得意に対応するコツ

スケジュール管理やかたづけは、自分なりの対策を立てておく必要があります。周囲のサポートが必要なときは、具体的にお願いしましょう。

**✖ 約束を忘れてしまう**

↓

- カレンダーや手帳に書き留めて、毎日チェックする
- スマホのリマインダーやアラームを活用する

**✖ かたづけが苦手**

↓

- １日１回整理の時間をつくる
- 用途ごとにBOXをつくって仕分ける

**✖ スケジュールを立てるのが苦手**

↓

- TO DOリストを毎日書く
- やるべきことをふせんに１つずつ書き、机やパソコンなどに貼っておく。終わったら１枚ずつはがす

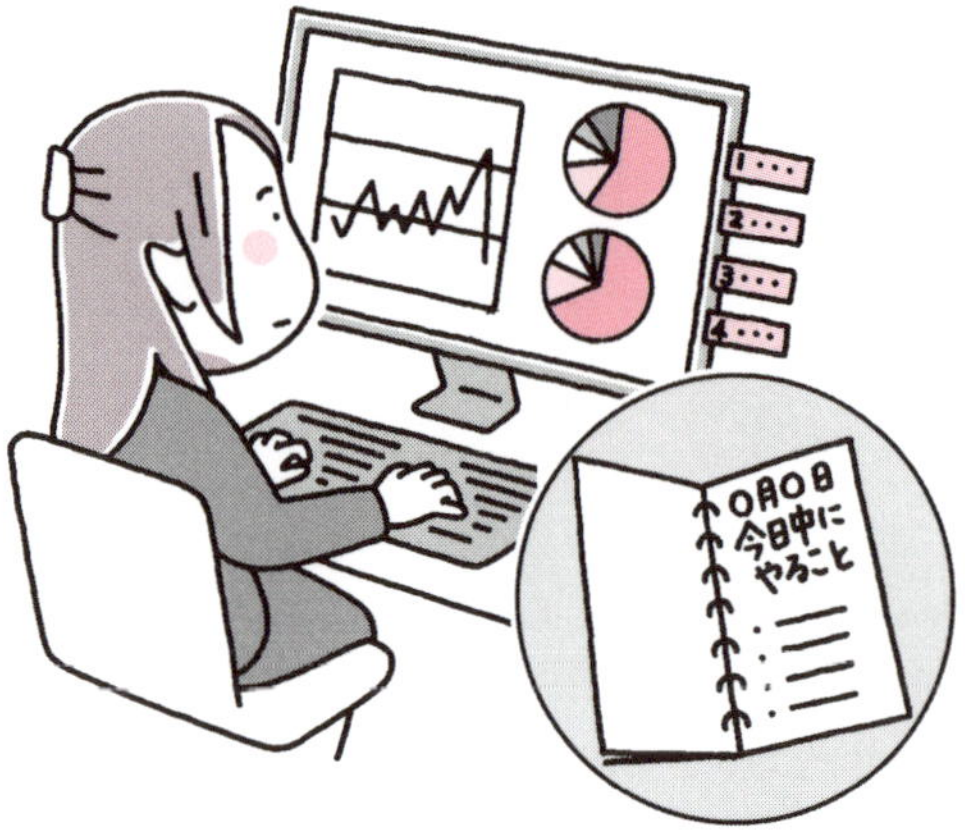

## 公的な相談機関で就労サポートを受ける

働くうえでの困りごとは、薬の服用で軽減されるケースもあります。また、「集中しやすい席に移らせてもらう」「指示は簡潔に一つずつ出してもらう」「約束は念押ししてもらう」など具体的な対策をまとめて、会社側に配慮をお願いするのも有効です。

まずはひとりで悩まずに、専門機関で相談してみましょう。発達障害者支援センターなどの公的機関で、就労のサポートを受けることができます。

場合によっては、「障害者雇用制度」を利用して働くという選択肢もあります。発達障害であることをオープンにしたうえで就職する制度で、正規雇用に比べると、非正規雇用であったり賃金が低いケースがありますが、会社側に配慮を求めやすいというメリットも。制度の利用には精神障害者保健福祉手帳の取得が必要です。あわせて相談してみましょう。

### 就労相談・サポートを受ける

就職や転職については、まず発達障害者支援センターに相談するとよいでしょう。医療機関とも連携しながら、支援してくれます。

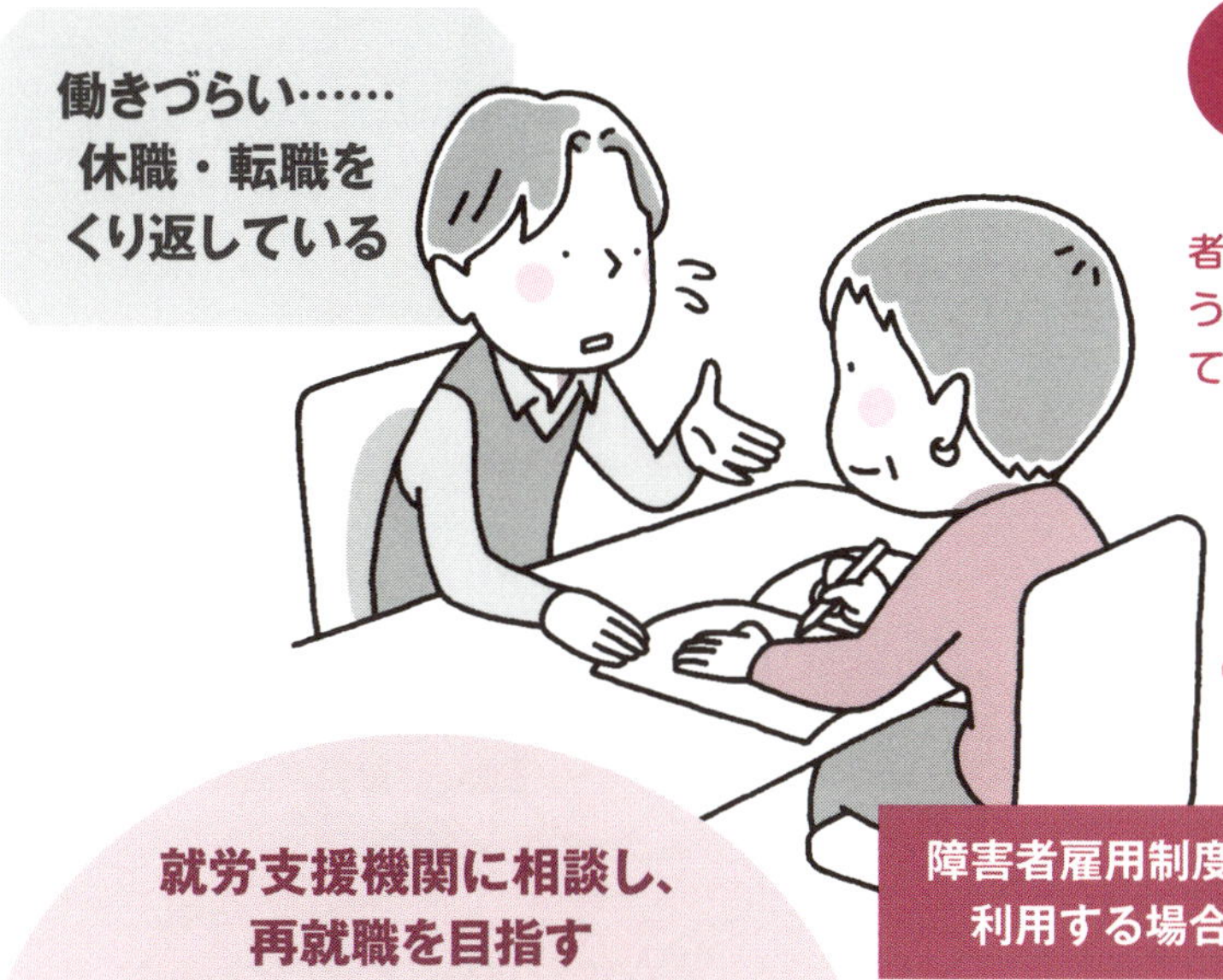

働きづらい……
休職・転職をくり返している


**医療機関を受診する**

- ADHDの診断を受ける
- 薬物療法などの治療を開始する

**障害者雇用制度を利用する場合**

**精神障害者保健福祉手帳を取得する**

市区町村の窓口で申請し、精神障害者保健福祉手帳を取得すると、障害者雇用制度を利用できる

**就労支援機関に相談し、再就職を目指す**

- ハローワーク（精神・発達障害者雇用サポーター／障害学生等雇用サポーター）
- 障害者就業・生活支援センター
- 地域障害者職業センター　など

就労相談、職業リハビリテーションなどの就労支援がおこなわれている

COLUMN

# 自信をもって ADHDと歩むために

## ブレーキの性能を上げて自分らしく生きる

「レーシングカーのエンジンを持っているが、自転車用のブレーキしかついていない」。これはＡＤＨＤを説明するために、よく用いられるたとえです。搭載されているエンジンは並外れて大きいのに、ブレーキの性能が釣りあっていないため、さまざまな困りごとが起こるのです。

逆にいうと、ブレーキの性能を強化すれば、本来の力を発揮して、自分らしく生きることができます。このブレーキの性能を強化する方法が、薬物療法やペアレンティングです。

## 〝いいところ探し〟で親も子どもも自信をもつ

将来への不安に押しつぶされそうになったときは、子どもの〝いいところ〟を挙げてみましょう。「エネルギッシュ」「頭の回転が速い」「率直で正直」「立ち直りが早い」「行動力がある」「アイデアが豊富」「ユーモアがある」「好奇心旺盛」など、普通の枠組みに収まらない魅力がたくさんあります。

そして、子どもにもそれを伝えてあげてください。自分への自信とサポーターの存在は、人生の支えとなるに違いありません。

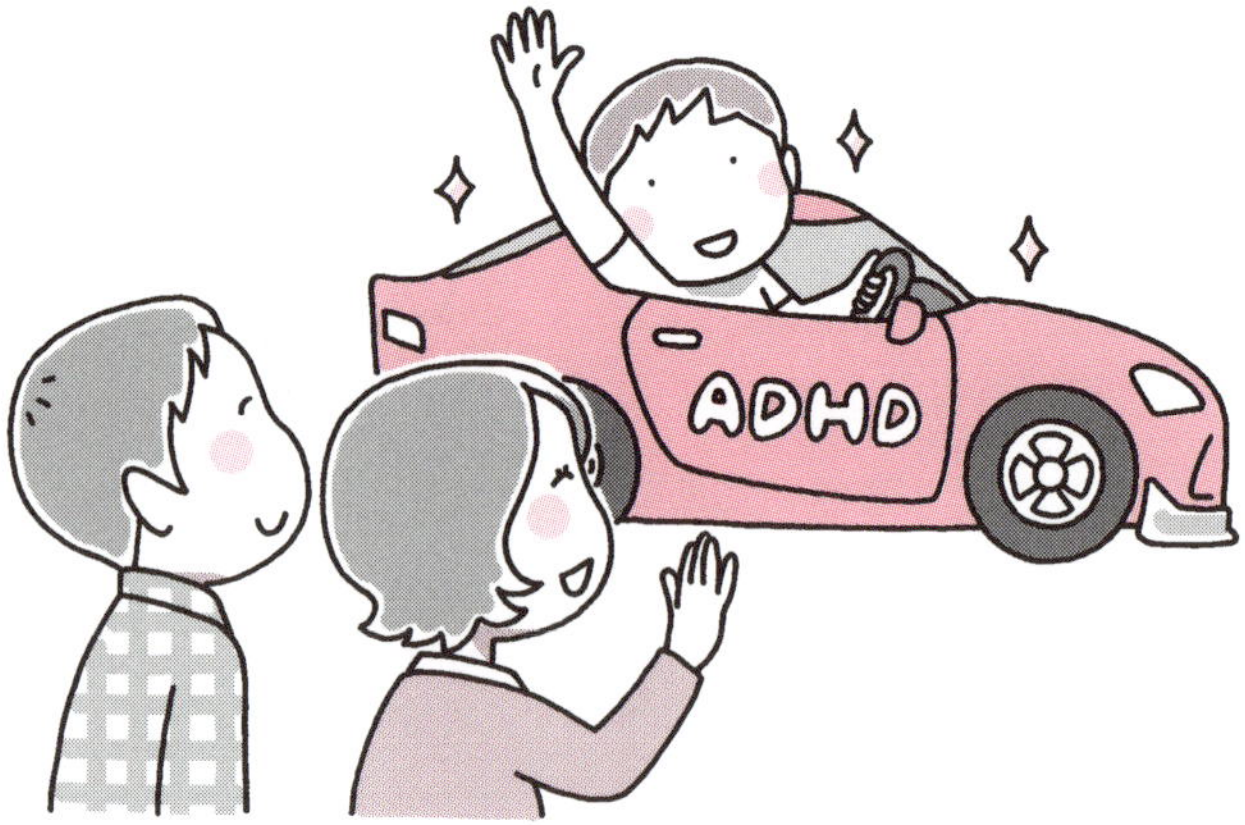

健康ライブラリー　イラスト版
ADHD《エーディーエイチディー》がわかる本《ほん》
正《ただ》しく理解《りかい》するための入門書《にゅうもんしょ》

2024年10月29日　第1刷発行

監　修　榊原洋一(さかきはら・よういち)
発行者　篠木和久
発行所　株式会社講談社
東京都文京区音羽二丁目12-21
郵便番号　112-8001
電話番号　編集　03-5395-3560
販売　03-5395-4415
業務　03-5395-3615
印刷所　TOPPAN株式会社
製本所　株式会社若林製本工場
N.D.C. 493　98p　21cm


KODANSHA



ISBN978-4-06-536995-1

■監修者プロフィール
榊原洋一（さかきはら・よういち）
お茶の水女子大学名誉教授、医学博士。1951年東京都生まれ。東京大学医学部卒業。同大学医学部講師、同大学医学部附属病院小児科医長、お茶の水女子大学理事・副学長を経て現職。専門は小児神経学、発達神経学、神経生化学。長年ADHDやASDなどの発達障害児の医療に携わる。著書に『アスペルガー症候群と学習障害 ここまでわかった子どもの心と脳』（講談社）、『子どもの発達障害 誤診の危機』（ポプラ社）、『よくわかるADHDの子どものペアレンティング 落ち着きのない子を自信をもって育てるために』（ナツメ社）、共編著に『発達障害の診断と治療　ADHDとASD』（診断と治療社）などがある。

■参考文献
榊原洋一・神尾陽子編著『発達障害の診断と治療　ADHDとASD』（診断と治療社）
榊原洋一著『よくわかる ADHDの子どものペアレンティング　落ち着きのない子を自信をもって育てるために』（ナツメ社）
榊原洋一著『図解 よくわかるADHD』（ナツメ社）
榊原洋一著『子どもの発達障害 誤診の危機』（ポプラ社）

●編集協力　寺本 彩　オフィス201（奥村典子）
●カバーデザイン　東海林かつこ（next door design）
●カバーイラスト　長谷川貴子
●本文デザイン　小山良之
●本文イラスト　小野寺美恵

講談社　健康ライブラリー　イラスト版

## アタッチメントがわかる本
「愛着」が心の力を育む

東京大学大学院教育学研究科教授
遠藤利彦　監修

「不安なときに守ってもらえる」という確信が心の力に。
アタッチメントの形成から生涯にわたる影響まで解説！

ISBN978-4-06-528919-8

## LD(学習障害)のすべてがわかる本

東京学芸大学名誉教授
上野一彦　監修

「学びにくさ」をもつ子どもたちを支援する方法と、
特別支援教育による学習環境の変化、注意点を紹介。

ISBN978-4-06-259413-4

## 子どものこころの発達がよくわかる本

青山学院大学教育人間科学部心理学科教授
坂上裕子　監修

発達心理学からみた赤ちゃんの成長、
就学前までの子どものこころの発達を徹底解説！

ISBN978-4-06-535961-7

## 自閉症スペクトラムがよくわかる本

信州大学医学部子どものこころの発達医学教室教授
本田秀夫　監修

原因・特徴から受診の仕方、育児のコツまで、
基礎知識と対応法が手にとるようにわかる！

ISBN978-4-06-259793-7

講談社　健康ライブラリー　スペシャル

## DCD　発達性協調運動障害
不器用すぎる子どもを支えるヒント

青山学院大学教授・小児精神科医
古荘純一　著

なわとびがとべない、逆上がりができない……
幼児期の「極端なぎこちなさ」に気づいてほしい。

ISBN978-4-06-531685-6

## 発達障害グレーゾーンの子の育て方がわかる本

横須賀市療育相談センター所長
広瀬宏之　監修

困りごとに向き合う
育て方のヒントが満載！

ISBN978-4-06-533442-3

## 発達障害の子どもの実行機能を伸ばす本
自立に向けて今できること

NPO法人えじそんくらぶ代表
高山恵子　監修

子どもの自立を考えるなら、まず実行機能を
理解し伸ばそう。サポートのコツは「相性」。

ISBN978-4-06-523128-9

## ADHDの子の育て方のコツがわかる本

本田秀夫、日戸由刈　監修

子ども本来の積極性や明るいキャラクターをのびのびと
育てるコツは「こまかいことを気にしない」こと！

ISBN978-4-06-259862-0